LE TORTICOLIS ET SON TRAITEMENT

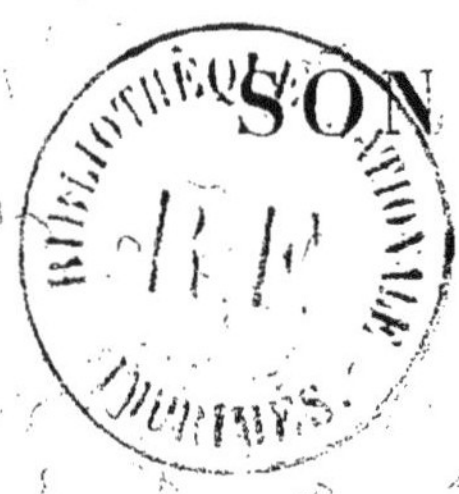

PAR

Le Dr P. REDARD
Ancien chef de Clinique chirurgicale
de la Faculté de médecine de Paris,
Chirurgien en chef du Dispensaire Furtado-Heine.

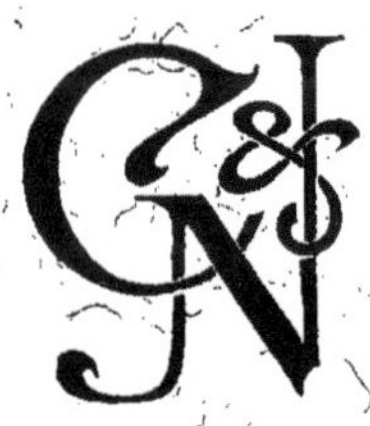

PARIS
GEORGES CARRÉ ET C. NAUD, ÉDITEURS
3, RUE RACINE, 3

1898

LE

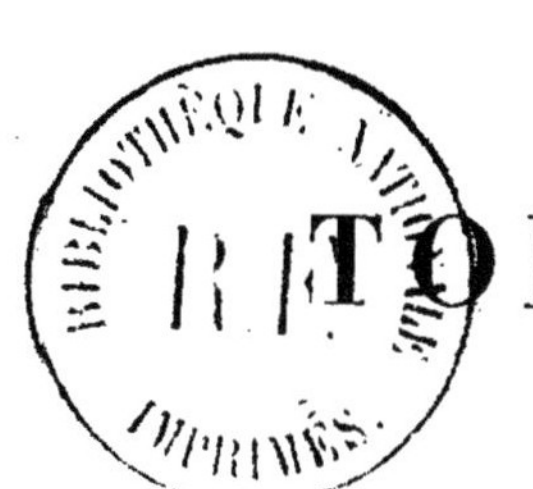

TORTICOLIS

ET

SON TRAITEMENT

LE

TORTICOLIS

ET

SON TRAITEMENT

PAR

LE Dr P. REDARD

Ancien chef de Clinique chirurgicale de la Faculté de médecine de Paris,

Chirurgien en chef du Dispensaire Furtado-Heine.

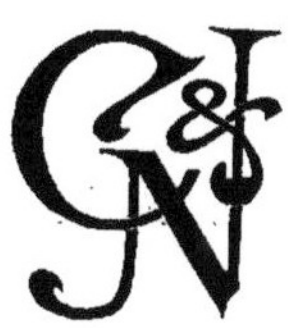

PARIS

GEORGES CARRÉ ET C. NAUD, ÉDITEURS

3, RUE RACINE, 3

1898

PRÉFACE

L'étude du torticolis se rattache à la médecine et à la chirurgie orthopédique.

Les importantes recherches et découvertes concernant cette difformité faites dans ces dernières années, surtout au point de vue thérapeutique, justifient la monographie que nous présentons aujourd'hui.

Cette affection, à l'état aigu ou chronique, accompagne un grand nombre de maladies, jouant souvent le principal rôle dans la scène pathologique, se présentant d'autres fois comme un symptôme accessoire, à côté de troubles morbides plus importants.

Elle est fréquemment constituée par une difformité chronique, désagréable, rebelle, pour laquelle le chirurgien doit intervenir.

Elle rentre actuellement dans le groupe, tous les jours grossissant, des difformités curables par des méthodes orthopédiques simples, rapides, sûres, sans dangers.

Nous étudierons dans ce mémoire le torticolis *médical* et *chirurgical*, signalant les signes, les méthodes de traitement qui sont communs à ces deux types de difformités du cou.

Nous décrirons toutes les variétés de torticolis (torticolis cutané, musculaire, articulaire, osseux, etc.), en insistant surtout sur les formes les plus intéressantes et les plus fréquentes, c'est-à-dire sur le torticolis musculaire et articulaire.

Nous appuyant sur les travaux anciens et modernes et aussi sur nos recherches personnelles, nous exposerons l'état actuel de nos connaissances sur le torticolis, ainsi que les découvertes récentes. Nous indiquerons, au point de vue pratique, les caractères des différentes variétés de torticolis, les symptômes qui servent à les reconnaître et surtout les méthodes qui permettent de les guérir.

Après avoir défini le torticolis et résumé en quelques lignes l'historique de cette question, nous traiterons dans le deuxième chapitre de l'étiologie. Les chapitres suivants seront consacrés à la symptomatologie, au diagnostic, à l'anatomie pathologique, au pronostic et au traitement.

Nous indiquerons en détail les résultats que nous avons obtenus par la méthode de traitement du torticolis chirurgical que nous recommandons.

Nous avons préféré grouper dans nos chapitres les indications sur les divers types de torticolis; un grand nombre de caractères et quelques méthodes thérapeutiques se retrouvant en effet dans plusieurs variétés de cette difformité, la description à part de chaque catégorie de torticolis exposerait à des répétitions.

Nous terminerons par un index bibliographique. Un grand nombre de figures inédites sont empruntées à notre collection photographique du Dispensaire Furtado-Heine.

LE TORTICOLIS

ET

SON TRAITEMENT

CHAPITRE PREMIER

Définition. Historique.

Le torticolis (*caput obstipum*, *collum distorsum*, *cou tors*, *wry-neck*, *schiefhals*, *torcicollo*), est une difformité, congénitale ou accidentelle, caractérisée par une inclinaison permanente et involontaire de la tête et du cou.

La tête et le cou peuvent s'incliner en divers sens, en avant, en arrière, latéralement, d'où les dénominations de torticolis *antérieur*, *postérieur*, *latéral*.

Dans le torticolis latéral, le plus fréquent, celui auquel se rattachent surtout les descriptions des auteurs, le cou et la face subissent un mouvement de torsion et de rotation.

Pour la face, le mouvement de rotation se fait en général du côté opposé à l'inclinaison, très rarement du même côté.

Le plus souvent l'ensemble de la tête est déplacé, par rapport au plan médian du corps, vers l'épaule du côté sain (Nicoladoni). Il existe en même temps une scoliose cervicale qui joue un rôle important au point de vue de la symptomatologie et du traitement.

Dans un grand nombre de cas le torticolis doit être considéré comme une attitude scoliotique de la tête.

Le torticolis est un symptôme commun à un certain nombre d'affections, d'ordre médical ou chirurgical. Les causes des attitudes vicieuses peuvent résider dans les divers tissus du cou; de là un certain nombre de variétés, faciles à classer.

La rétraction de la peau et du tissu cellulaire sous-cutané du cou, à la suite de brûlures, d'abcès, de phlegmons, etc., produit souvent un torticolis dit *cicatriciel*.

Les muscles du cou jouant, par leur tonicité, un rôle capital dans l'équilibre de la tête, on comprend la fréquence et l'importance du *torticolis musculaire*.

L'équilibre de la tête peut être rompu par la contracture, la rétraction, le spasme ou la convulsion, la paralysie des muscles, de là les variétés de *torticolis par contracture, par rétraction, par paralysie, par spasme* (*torticolis intermittent, spasmodique*). Ces différentes variétés ont une inégale importance.

La variété la plus fréquente, étudiée surtout par les chirurgiens et les orthopédistes, est le *torticolis par rétraction* (*torticolis permanent ou chronique*), souvent *congénital*.

Dans un grand nombre de cas, la difformité est la conséquence d'une lésion des articulations ou des vertèbres cervicales, soit que cette lésion produise des contractures musculaires réflexes suivies d'attitude vicieuse de la tête, soit qu'elle soit accompagnée de déformations qui déterminent le torticolis. Cette variété de *torticolis articulaire* ou *osseux*, mieux étudiée dans ces dernières années, sera décrite en détail.

Nous renvoyons à différentes parties de notre travail pour les indications anatomiques et physiologiques qui doivent guider le clinicien et le chirurgien dans l'étude du torticolis.

L'historique complet du torticolis, extrêmement intéressant, nous entraînerait à de trop longs développements. Nous nous contenterons, pour cet ouvrage essentiellement pratique, de quelques courtes indications complétées par un index bibliographique et par les renseignements donnés en détail dans le chapitre consacré au traitement opératoire.

Avant le XVIIe siècle, on traitait le torticolis, sans s'occuper de ses causes, par les caustiques et la section à ciel ouvert (Isaac Minnius, 1641 ; Roonhuyse, 1680 ; Solingen, 1698 ; Mauchart, 1737 ; Van Gesscher, 1758 ; Gérard Greeve, 1786). Nicolas Tulpius (1672) donne, un des premiers, une bonne description du torticolis. Il attribue au scalène le principal rôle dans la production de la difformité. L. Heister (1741) tente un essai de classification et admet que le *Caput vel collum obstipum* peut succéder à des brûlures, à la contracture, à la paralysie ou aux convulsions des muscles de la tête et du cou. Van Gesscher soutient que le torticolis est le plus souvent congénital et succède aux accouchements difficiles. Gérard Greeve admet que la difformité est la conséquence d'une mauvaise conformation des vertèbres cervicales ou de convulsions des muscles de la tête et du cou.

Sharp (1760), Platner, Goock, Richter, B. Bell insistent sur la localisation de la contracture dans les muscles sterno-mastoïdiens et proposent de judicieuses opérations.

Les Hollandais Isaac Minnius (1652), Roonhuyse (1670), J. van Meeckren (1675), Blasius (1677), recommandent les sections à ciel ouvert des tendons du sterno-cléido-mastoïdien et sont suivis dans cette pratique par un grand nombre de chirurgiens : Sharp (1760), G. ten Haaff (1775), Cheselden (1789), Thilenius (1789), Sartorius (1806), Michaelis (1809), Amussat (1834), Roux et Magendie (1837).

Au commencement et dans le courant du XIXe siècle, un grand nombre de travaux très importants éclairent l'anatomie pathologique, l'étiologie et le traitement du torticolis. Dupuytren (1822) invente la ténotomie sous-cutanée, adoptée et vulgarisée par Syme (1835), Dieffenbach (1837), Stromeyer (1838), Bouvier (1838), J. Guérin (1841), V. Duval, Malgaigne, Bonnet, Bouvier, Boyer, Malgaigne, Giraldès, Delpech, Depaul, Guyon, publient de remarquables mémoires sur cette difformité.

Bündell (1762), Heusinger (1826), Bouvier (1836-1852), Dieffenbach (1836), Marchessaux, Fleury, J. Guérin, Broca, Robert (1846), Guyon et Contesse (1862), Witzel (1883), Falkenberg (1885), Volkmann (1885), étudient en détail l'anatomie pathologique de cette affection.

Stromeyer, Dieffenbach, J. Guérin, Cruveilhier, Bouvier, Malgaigne, Fischer, Petersen, ont discuté l'étiologie du torticolis chronique ou congénital.

Les formes aiguës (Beau, Valleix), intermittentes (Stromeyer, Dieffenbach, Debout, Vulpian, Jaccoud, Tillaux, Benedikt, Charcot, Nègre, Gautiez), articulaires ou osseuses (Lannelongue), sont mieux étudiées.

Duchenne (de Boulogne) démontre que les divers muscles du cou, et particulièrement ceux de la nuque, sont aussi fréquemment atteints de contractures que le sterno-mastoïdien (*retrocollis* des auteurs anglais). Il indique les attitudes variées que la tête et le cou prennent, d'après l'action physiologique des muscles du cou contracturés.

Dally, Bouland, Lannelongue, Delpech, Stromeyer, Depaul, attirent l'attention sur une variété de torticolis dans laquelle l'attitude de la tête et la position du cou sont sous la dépendance d'une maladie articulaire (*torticolis articulaire*).

Delore (de Lyon) décrit, en 1878, le *torticolis postérieur* et indique le traitement de cette intéressante affection.

Nous aurons à signaler dans cette étude le nom des auteurs qui ont contribué à augmenter nos connaissances, sur l'étiologie, sur la description de certaines variétés de torticolis encore mal connues jusqu'à ce jour (*torticolis articulaire, osseux, nerveux*, etc.). Nous citerons les chirurgiens et orthopédistes qui ont remis en honneur la méthode à ciel ouvert, qui ont indiqué l'importance de la cure orthopédique et créé une méthode précise, sûre, efficace, des formes les plus graves de torticolis chronique.

CHAPITRE II

Etiologie.

Les causes du torticolis sont multiples. Nous conformant à la division que nous avons adoptée, nous étudierons, au point de vue étiologique : 1° le torticolis *congénital;* 2° le torticolis *acquis.* Dans cette dernière catégorie, nous signalerons non seulement les formes aiguës ou chroniques du torticolis musculaire, mais encore les torticolis cicatriciels et les torticolis articulaires et osseux, l'étude du torticolis devant, à notre avis, comprendre la description de toutes les positions vicieuses de la tête, quelle qu'en soit l'origine.

Le torticolis en général est une affection relativement rare. D'après notre statistique, sa fréquence est de 4 p. 100 des autres difformités ; elle est de 4 p. 100 d'après Hoffa et de 2 p 100 d'après Dollinger. La forme *congénitale* s'observe assez souvent dans les services spéciaux d'orthopédie. Sur 264 cas de torticolis, R. Whitman a trouvé 32 cas congénitaux. D'après notre statistique, nous avons noté 18 cas congénitaux sur 70 cas de torticolis.

Dans le torticolis acquis, la forme la plus fréquente est le torticolis *musculaire*, qu'il soit aigu ou chronique. Les torticolis par affections aiguës ou chroniques du rachis cervical (polyarthrite vertébrale), mieux étudiés dans ces derniers temps, s'observent aussi très fréquemment.

Un assez grand nombre de torticolis, regardés jusqu'à ce jour comme des torticolis musculaires, doivent être rangés dans la catégorie des torticolis articulaires ou osseux. D'après notre statistique, le nombre des torticolis musculaires est à peu près égal à celui des torticolis articulaires ou osseux observés dans la pratique hospitalière.

Les formes aiguës s'observent aussi souvent que les formes chroniques. Sur 137 cas de torticolis, R. Whitman a noté 77 cas aigus et 60 cas chroniques.

En dehors des cas congénitaux, la difformité est, d'après Whitman, contrairement à l'opinion générale, plus fréquente chez les femmes que chez les hommes. Elle siège aussi souvent à droite qu'à gauche. Sur 195 cas, Whitman a noté que le torticolis était 98 fois à droite et 97 fois à gauche.

Dans le torticolis acquis on trouve dans notre statistique, comme cause de la difformité, par ordre de fréquence : les engorgements ganglionnaires du cou (50 p. 100), les maladies infectieuses, principalement la scarlatine, le rhumatisme, l'arthrite ou l'ostéite vertébrale, les affections nerveuses.

Dans le torticolis *musculaire*, la forme du torticolis

varie suivant le muscle atteint. Suivant l'inclinaison de la tête en avant ou en arrière, le torticolis est dénommé *antérieur* ou *postérieur*. Les muscles le plus souvent atteints sont le trapèze et le sterno-cléido-mastoïdien.

Nous rappellerons que le mouvement de rotation de la tête qui est, pour ainsi dire, la caractéristique du torticolis, est sous la dépendance d'un certain nombre de muscles antérieurs (sterno-cléido-mastoïdien, droit antérieur), et aussi de muscles postérieurs (oblique inférieur, splénius, petit complexus, grand droit postérieur, grand complexus, portion supérieure du trapèze). A l'inverse des autres muscles rotateurs postérieurs, le grand complexus tourne légèrement la face du côté opposé.

L'extension de la tête (*torticolis postérieur*, *retrocollis*) est le résultat de la contraction simultanée des muscles cervicaux des deux côtés. La flexion est principalement produite par les muscles droits antérieurs et par le sterno-cléido-mastoïdien.

L'inclinaison latérale est produite par le droit latéral, le petit oblique et le grand droit postérieur, et aussi par l'association du sterno-cléido-mastoïdien et des droits antérieurs avec les muscles cervicaux du même côté.

Dans le torticolis *articulaire* aigu ou chronique, très fréquent, plusieurs articulations des vertèbres cervicales sont prises à la fois, principalement les deuxième, troisième et quatrième cervicales.

La tête est, dans ces cas, inclinée en arrière (*torticolis postérieur*) et plus souvent à gauche qu'à droite.

Le torticolis par arthrite des vertèbres supérieures, torticolis occipito-atloïdien et atloïdo-axoïdien, en dehors des arthrites tuberculeuses du mal de Pott, est fort rare.

Les contractures secondaires des muscles dans le torticolis *articulaire* ou *osseux* atteignent principalement les muscles trapèze, splénius, angulaire de l'omoplate et postérieurs de la nuque. Sur 22 cas de torticolis postérieur observés par Delore, 18 fois la lésion siégeait sur les muscles postérieurs de la nuque, 4 fois seulement sur le sterno-cléido-mastoïdien.

D'après Bouvier, le torticolis musculaire peut se produire à l'état *physiologique* ou *pathologique*. D'après cet auteur, le torticolis physiologique (torticolis des petits maîtres), est caractérisé par une inclinaison *volontaire* ou *involontaire* de la tête. Le torticolis volontaire, habituellement lié aux divers états de l'âme, ne doit pas, d'après notre définition, être considéré comme un véritable torticolis. Il est à noter cependant que cette attitude vicieuse peut être suivie à la longue d'une difformité permanente.

Le torticolis *involontaire* est quelquefois causé par une lésion siégeant loin de la région du cou et obligeant le malade à prendre une position vicieuse en torticolis, névralgie faciale, céphalalgie (Millet), troubles oculaires et auriculaires.

Andry a insisté sur l'influence des positions vicieuses *involontaires*, dues à la façon de porter les enfants, de les placer dans leur berceau.

Cuignet (de Lille) a, le premier, décrit en 1873, une forme de torticolis *oculaire* sous la dépendance de quelques affections des yeux, caractérisées par de la photophobie et de la diplopie. Ce torticolis est en général passager, mais peut devenir permanent, si le trouble oculaire persiste et n'est pas corrigé.

Wadsworth (de Boston), Risley ont publié des observations de torticolis dus à des strabismes sursum vergens.

E. Landolt a récemment démontré que le torticolis est une conséquence assez fréquente de la paralysie de la quatrième paire, ainsi que de la parésie ou de la paralysie des obliques supérieurs.

Maubrac (1865) a décrit les relations qui existent entre les mouvements des yeux et ceux du sterno-cléido-mastoïdien (quadriceps capitis).

I. — TORTICOLIS CONGÉNITAL

Des observations précises de torticolis constatés au moment de la naissance, des examens anatomiques des muscles rétractés du cou, pratiqués quelques jours après la naissance (Hadra, Bündell, Heusinger, Petersen, M. Schmidt, W. Schulthess), prouvent la fréquence de la congénitalité de cette difformité.

Le torticolis *congénital* est relativement assez rare (32 cas sur 264 cas de torticolis en général d'après R. Whitman), 18 sur 70, d'après notre statistique). Il siège plus souvent à droite qu'à gauche (13 fois à droite et 5 fois à gauche, sur 18 cas, d'après notre statistique) ; il est plus fréquent chez les garçons que chez les filles (13 fois chez des garçons, 5 fois chez des filles, sur 18 cas, d'après notre statistique) ; il est souvent héréditaire (Dieffenbach, Vidal de Cassis, G. Fischer, Petersen, Jeannel), et coexiste souvent avec d'autres difformités congénitales telles que bec-de-lièvre, pied bot, luxation de la hanche, absence du radius, etc., etc.

Dans la plupart des cas de torticolis congénitaux, on note des accouchements difficiles et principalement des présentations par le siège (Trendelenburg, Witzel, Fabry, Zehnder, Henoch).

De nombreuses théories ont été données pour expliquer le développement du torticolis congénital qui a été principalement attribué :

1° A des positions vicieuses du cou du fœtus par pressions anormales dues à l'utérus ou aux membranes (Hippocrate, A. Paré, Dieffenbach, Cruveilhier, Malgaigne, F. Busch, Petersen), principalement par le manque des eaux de l'amnios ou par rétrécissement de l'espace de la cavité utérine ;

2° A des positions vicieuses du fœtus maintenues par des adhérences amniotiques (Petersen) ;

D'après Busch, la fréquence du torticolis à droite

serait en rapport avec la présentation O. I. G. A. souvent observée.

Dans ces cas, le torticolis n'est pas toujours exclusivement musculaire, mais est quelquefois en rapport avec des difformités de la colonne vertébrale cervicale et du crâne;

3° A des ruptures musculaires (Hadra) ou à d'autres lésions musculaires inflammatoires (Dolbeau), ou musculo-nerveuses résultant d'une altération des centres nerveux produite pendant la vie intra-utérine (Rudolphi, Béclard, J. Guérin, W. Osler, Golding Bird, N. Shaffer) ;

4° A un arrêt de développement d'un des côtés de la face, à un moment donné de son évolution (Bouvier).

L'existence du torticolis congénital a été niée par Stromeyer, F. Busch, G. Fischer, Trendelenburg, Busch, Volkmann, qui attribuent le torticolis des très jeunes enfants à une *lésion traumatique* du sterno-mastoïdien, rupture totale ou partielle, attrition des nerfs du muscle par le forceps (Stromeyer), contusion et déchirures du muscle, produite par la torsion du cou (Küstner) pendant l'accouchement (*torticolis obstétrical*) suivie d'épanchement sanguin (*hématome*) d'inflammation localisée et de rétraction cicatricielle.

L'*hématome* du sterno-cléido-mastoïdien, dans ses rapports avec le torticolis, a été surtout étudié par Dieffenbach, Wilks, Bouchut, Melchiori, Blachez,

Planteau, Rüge, Pératé, Tordeus, de Saint-Germain, Lannois, Bohn, Hénocque, Power, Spencer, J. Le Breton, R. Whitman.

Les lésions traumatiques du sterno-cléido-mastoïdien, à la suite des accouchements, sont incontestables, fréquentes. Elles se montrent à la suite d'accouchements difficiles, principalement dans les présentations par le siège. Elles peuvent atteindre des muscles primitivement rétractés (Petersen, Busch), fait important à connaître dans la discussion de la pathogénie du torticolis congénital. La rétraction consécutive du muscle, suivie de torticolis, après le trauma obstétrical, est plus difficile à établir et cette complication est contestée par un grand nombre d'auteurs qui réclament sur ce sujet des observations probantes.

Citons les principales opinions des auteurs qui se sont occupés de cette intéressante question.

D'après Stromeyer, F. Busch, G. Fischer, le torticolis des très jeunes enfants, considéré à tort comme un torticolis véritablement congénital, succède à des traumatismes obstétricaux du sterno-cléido-mastoïdien, suivis de rétraction.

D'après Volkmann, la rupture du muscle pendant des manœuvres obstétricales est assez souvent suivie de torticolis. L'hématome seul ou des ruptures partielles ne peuvent être suivis de cette difformité. Cet auteur appuie sa théorie sur des recherches anatomiques qui indiquent que le muscle sterno-mastoïdien est profondément altéré, présentant des signes de rétraction cicatricielle indiquant qu'à un certain moment une rupture musculaire s'est produite. Dans deux observations de Volkmann, la rétraction musculaire et le torticolis paraissent avoir succédé à une rupture. Dans d'autres observations, il est vrai, le muscle n'offrait aucune trace d'inflammation ancienne ou de traumatisme antérieur.

Hadra a publié deux intéressants examens anatomiques de rétraction des sterno-mastoïdiens, chez de très jeunes enfants, quelques jours après la naissance. Des lésions profondes du muscle existaient déjà et ne pouvaient, d'après l'auteur, avoir succédé à des lésions traumatiques récentes du muscle.

Hadra attribue les lésions observées à une rupture musculaire produite pendant la vie intra-utérine.

D'après de Saint-Germain, les ruptures du sterno-mastoïdien ne peuvent être produites par le forceps qui n'agit pas au niveau de ce muscle. Elles peuvent se produire à la suite de tractions sur le cou de l'enfant dans les présentations irrégulières et les accouchements difficiles. Elles ne sont jamais, d'après cet auteur, suivies de torticolis.

E. Owen pense que le torticolis congénital est très souvent la conséquence des ruptures complètes ou partielles du muscle sterno-mastoïdien.

Jeannel n'admet pas que la rupture obstétricale du sterno-mastoïdien puisse être suivie de torticolis. Il invoque les raisons suivantes :

1° La prétendue rupture du sterno-mastoïdien au moment des accouchements difficiles, à la suite de présentations de la face ou de certaines applications de forceps sur le cou, connue sous le nom d'hématome du sterno-mastoïdien, n'est point une rupture musculaire, c'est tout au plus une contusion avec attrition légère;

2° Les enfants qui ont eu des hématomes n'ont point d'ordinaire de torticolis consécutif;

3° Loin d'être une cause de torticolis, l'hématome du sterno-mastoïdien en serait plutôt un effet : témoins les deux cas de Petersen concernant deux enfants venus au monde naturellement et facilement avec un torticolis et qui eurent ensuite des hématomes;

4° Le torticolis est souvent héréditaire;

5° La rupture du sterno-cléido-mastoïdien est absolument incapable de produire le torticolis. Dans aucun des quarante cas de rupture du sterno-cléido-mastoïdien relevés par Maydl, sauf le cas très problématique de Cavalier, il n'a existé de torticolis.

Witzel, dans ses recherches expérimentales, a produit, chez les lapins, des contusions et des hématomes du muscle sterno-mastoïdien, qui n'ont jamais été suivies de torticolis.

Fabry a tenté quelques expériences semblables qui n'ont donné aucun résultat précis.

Un très grand nombre d'auteurs (Brooks, Smith, Jacobi, Bohn, A.-B. Judson, Gibney, d'Arcy Power,

Golding Bird, Parker, R. Whitman, Quisling), ont publié des observations d'hématome du sterno-mastoïdien qui n'ont jamais été suivies de rétraction musculaire permanente et de torticolis.

Dans douze observations d'hématome du sterno-cléido-mastoïdien, observées pendant deux ans, nous n'avons pas constaté l'existence d'un torticolis permanent pouvant être attribué à cette cause.

Dans deux cas, nous avons noté un torticolis passager, d'une durée de huit jours dans un cas, et de vingt jours dans l'autre.

D'après Petersen, les contusions expérimentales des muscles ne sont jamais suivies de rétraction et de raccourcissement. Cet auteur soutient depuis longtemps qu'il n'existe aucun rapport entre la rupture, l'hématome du sterno-mastoïdien et le raccourcissement consécutif de ce muscle. Il n'admet pas non plus l'arrêt de développement du muscle, après rupture musculaire, et attribue le torticolis dit obstétrical à des rétractions musculaires du muscle sterno-mastoïdien pendant la vie intra-utérine.

Dans ses récents travaux sur ce sujet, Petersen se base sur ses expériences sur des animaux, qui démontrent qu'un muscle, dont les points d'insertion, pendant la période de croissance, sont maintenus longtemps rapprochés, finit par se raccourcir définitivement. Il pense que le torticolis congénital se produit, pendant la vie intra-utérine, sous l'influence d'adhérences amniotiques fixant la tête du fœtus dans une position inclinée, anormale, pendant un temps plus ou moins long. Les adhérences disparaissent sans laisser de traces, mais le torticolis persiste.

Hildebrand admet que l'induration du sterno-cléido-mastoïdien des jeunes enfants n'est pas en rapport avec la déchirure et l'hématome du muscle, mais la conséquence d'une myosite fibreuse (Kader) ayant évolué pendant la vie intra-utérine, sorte de kéloïde, sous la dépendance d'un processus infectieux (Kader).

De l'exposé précédent, il résulte que les auteurs, au point de vue de la pathogénie du torticolis des jeunes enfants, peuvent être classés dans trois catégories : quelques-uns soutiennent que le torticolis est toujours congénital, produit pendant la vie intra-utérine, indépendant des blessures obstétricales du sterno-mastoïdien. D'autres pensent que le torticolis, observé après la naissance, ne mérite pas la qualification de congénital, et est la conséquence de lésions traumatiques du sterno-mastoïdien, résultant de manœuvres obstétricales. Le plus grand nombre soutiennent que le torticolis, est le plus souvent, bien réellement congénital et la conséquence de positions vicieuses intra-utérines, et exceptionnellement de lésions traumatiques du muscle.

De l'examen attentif des cas publiés et de nos observations personnelles, il nous paraît résulter que la rupture totale ou partielle et que l'hématome du sterno-mastoïdien ne sont que très exceptionnellement suivies de rétraction musculaire et de torticolis permanent, pouvant être confondus avec le véritable torticolis congénital.

Nous n'avons trouvé aucune observation absolument probante pouvant établir cette pathogénie.

Les lésions anatomiques du sterno-mastoïdien décrites par Hadra, Volkmann, Vollert, Petersen, Hildebrand ne prouvent pas la nature traumatique du torticolis des jeunes enfants. Elles ont été signalées dans des cas de torticolis non traumatique, acquis depuis une longue durée. La constatation d'une déchirure musculaire et d'un hématome avec rétraction musculaire, ne prouve pas que la rétraction soit la conséquence de ces complications, qui peuvent en effet se produire, pendant l'accouchement, sur des muscles antérieurement rétractés.

Avec Petersen, nous admettons que le torticolis est fréquemment congénital. Il se produit pendant la vie intra-utérine et succède à des positions vicieuses du fœtus, peut-être maintenues par des adhérences amniotiques, la tête inclinée de telle sorte que les insertions du sterno-mastoïdien sont maintenues rapprochées pendant un certain temps. La fréquence du torticolis congénital à droite, en rapport avec les positions le plus communément observées, dans lesquelles la tête du fœtus est inclinée à droite, sa coïncidence avec des accouchements difficiles et avec des présentations du siège (Stromeyer, Dieffenbach, Trendelenburg, Fabry), l'hérédité, la coexistence de l'hémiatrophie cranio-faciale et d'autres difformités, la constatation de certaines lésions anatomiques sont de puissants arguments en faveur de cette théorie.

Aucun fait précis, clinique ou anatomo-pathologique ne démontre l'existence de torticolis congénitaux ou observés quelque temps après la naissance, dus à des lésions musculaires ou musculo-nerveuses dépendant d'une altération des centres nerveux (J. Guérin, C.-H. Golding Bird, W. Osler, N. Shaffer), à des inflammations des muscles du cou, pendant la vie intra-utérine, à un arrêt de développement d'un des côtés de la face (Bouvier).

II. — TORTICOLIS ACQUIS

Le torticolis *acquis* s'observe surtout dans l'enfance, plus souvent chez les hommes que chez les femmes. L'âge et le sexe constituent une prédisposition réelle.

Torticolis cutané ou cicatriciel. — Cette forme de torticolis est la conséquence des rétractions des cicatrices du cou, ou de cicatrices vicieuses de cette région à la suite de pertes de substances étendues surtout par des brûlures ou bien encore par des abcès froids, des phlegmons, etc.

Torticolis musculaire. —Parmi les causes qui produisent le plus souvent le torticolis musculaire aigu, il faut citer celles qui agissent directement sur les fibres musculaires des muscles du cou, les traumatismes, les myosites diverses, suivies ou non de suppuration, les gommes syphilitiques.

Les ruptures musculaires (Régeard), les hématomes, signalés plus haut, à la suite d'accouchements difficiles produisent en général un torticolis passager.

Le torticolis obstétrical coïncidant avec la paralysie radiculaire du plexus brachial (V. Guillemot, E. Weil), doit être attribué, lorsqu'il siège du même côté que la lésion brachiale, à la déchirure ou à l'arrachement des fibres du muscle sterno-mastoïdien, et peut-être aussi à une entorse vertébrale. Lorsque le torticolis siège du côté opposé, il est vraisemblablement dû à la paralysie du sterno-mastoïdien homolatéral par lésion du plexus cervical supérieur.

Le torticolis par rupture musculaire nous paraît devoir être admis avec réserve. Les observations de Pouteau et Cavalier doivent être considérées comme des torticolis par entorse des vertèbres cervicales, sans rupture musculaire.

Le torticolis passager observé quelquefois à la suite de lésion traumatique obstétricale du sterno-mastoïdien peut s'expliquer par le spasme réflexe produit par l'irritation des rameaux du spinal.

Un certain nombre de tumeurs du sterno-mastoïdien, observées au moment de la naissance, s'accompagnant de torticolis, sont de nature syphilitique.

(Bouisson, Salomon, Graser, F. Taylor, Lécuyer, Petit-Radel).

Dans deux cas que nous avons soumis à l'examen du professeur Fournier, la tuméfaction observée au niveau du sterno-mastoïdien, accompagnée d'un léger degré de torticolis, était manifestement d'origine syphilitique et a disparu sous l'influence du traitement spécifique.

Pour quelques auteurs (Petit-Radel), le torticolis peut être la conséquence du rhumatisme associé à la syphilis atteignant les muscles du cou.

Ph. Boyer, Ricord, Vergoz ont rapporté des cas de torticolis par contracture syphilitique des muscles du cou.

Les lésions des parties voisines pouvant retentir directement ou par une action réflexe sur les muscles du cou, sont nombreuses.

Citons principalement les inflammations du cou, les phlegmons, les adénites, les abcès ganglionnaires et profonds cervicaux, les fusées purulentes, en divers points du cou et au niveau des insertions du muscle ou dans sa gaîne (Dolbeau), les parotidites, les ostéites de la base du crâne, les brûlures, les ulcérations superficielles douloureuses du cou.

Nous avons très fréquemment noté les adénites cervicales, particulièrement les adénites sous-trapéziennes, dans l'étiologie du torticolis aigu des jeunes enfants.

Les abcès rétro-pharyngiens, quelle qu'en soit la

cause, peuvent s'accompagner de torticolis. Des irritations, des cautérisations trop actives du pharynx (P. Koch) peuvent être suivies de contraction réflexe du sterno-mastoïdien.

D'après A.-J. Gillette, les lésions du naso-pharynx (végétations adénoïdes, hypertrophie des amygdales) sont quelquefois la cause primitive de torticolis, observés chez de jeunes enfants quelque temps après la naissance et considérés à tort comme des torticolis congénitaux. Dans un cas de torticolis, survenu à l'âge de trois ans, cité par cet auteur, l'ablation des végétations adénoïdes fut suivie de la guérison de la difformité.

Les thromboses de la veine jugulaire, les fusées purulentes déterminent le torticolis par la compression ou l'irritation du nerf spinal à son passage au niveau du trou déchiré postérieur.

Les tumeurs du cou peuvent produire le torticolis par divers mécanismes. Le poids de la tumeur déplace le centre de gravité de la tête, passant par la colonne vertébrale ; les muscles du côté opposé sont obligés de se contracter pour rétablir l'équilibre et de là une inclinaison de la tête en torticolis. Dans d'autres cas, la tumeur soulève et distend le corps du sterno-mastoïdien ou du trapèze, en rapprochant les deux extrémités et produit ainsi un véritable torticolis. Souvent enfin la tumeur s'accompagne de phénomènes de contraction des muscles voisins, soit par irritation directe, soit par action réflexe.

Le torticolis a été signalé dans les fièvres éruptives (rougeole, scarlatine) et dans quelques maladies infectieuses (érysipèle, diphtérie, fièvre typhoïde (Rilliet et Barthez). Il s'agit rarement d'un torticolis musculaire ; le plus souvent l'affection est sous la dépendance d'une arthrite vertébrale, rhumatismale ou pseudo-rhumatismale, d'après quelques auteurs. (Voir page 29.)

Le torticolis aigu d'origine nerveuse est assez fréquent. Nous citons plus loin (pages 32 et 33) quelques-unes de ses causes.

Les méningites cérébrales ou spinales aiguës, les lésions ou hémorrhagies cérébrales ou cérébelleuses, les lésions d'un corps restiforme, de la moelle allongée, le tétanos s'accompagnent souvent de contractures des muscles du cou. Cette contracture est en général bilatérale, occupant les muscles de la nuque et produisant par conséquent le renversement de la tête (opistothonos, torticolis postérieur). Nous rappellerons que les excitations de l'hémisphère cérébral droit produisent la contracture du sterno-mastoïdien du même côté (Maubrac). Le torticolis par lésion cérébrale hémisphérique est donc du même côté que la lésion.

Dans l'hémorragie cérébrale, quelques auteurs admettent que le torticolis est dû à une paralysie des muscles du cou et se produit du côté opposé à la paralysie (V. Duval).

Rendu a signalé le torticolis latéral dans la méningite tuberculeuse qui, d'après cet auteur, serait dû à la paralysie transitoire du sterno-cléido-mastoïdien. Il n'existe que quelques observations de torticolis latéral dans cette affection (Sergiù, Rendu). Le plus souvent le torticolis est sous la dépendance de la contracture des muscles de la nuque (retrocollis). Le torticolis par contracture de la méningite tuberculeuse s'observe en général à la première période de la maladie, le torticolis par paralysie à la période ultime, lorsque les lésions atteignent l'encéphale.

Nous citons (page 33) les torticolis par lésions ou troubles réflexes agissant sur le nerf spinal et sur les nerfs du plexus cervical.

La fréquence et l'importance du torticolis dans ses rapports avec les otopathies doivent faire admettre l'existence du torticolis *auriculaire*. Ce torticolis doit être rapproché du torticolis *oculaire* signalé plus haut. Ainsi que nous l'avons déjà signalé, il existe en effet des relations très intimes entre les organes des sens, vue et ouïe, et les mouvements du sterno-mastoïdien (Maubrac).

Les maladies des oreilles peuvent produire des déviations variées de la tête, depuis la simple attitude penchée jusqu'au torticolis très prononcé. Gellé a récemment insisté sur les rapports importants qui existent entre les contractures ou les spasmes des muscles du cou et les affections auriculaires.

Les causes du torticolis auriculaire sont multiples. Quelques-unes agissent par le réflexe parti de la caisse, par l'irritation des méninges, par des abcès ou autres lésions cérébrales, et doivent être signalées dans le torticolis d'origine nerveuse. D'autres retentissent directement sur les muscles du cou par l'inflammation propagée ou réflexe des tissus voisins de l'oreille.

Dans la première catégorie de causes du torticolis auriculaire, on doit ranger les lésions suppuratives aiguës ou chroniques de l'oreille moyenne, surtout celles qui présentent des complications méningées, cérébrales ou cérébelleuses.

Dans la deuxième catégorie, nous retrouvons encore les lésions suppuratives de l'oreille moyenne avec propagation de l'inflammation aux tissus et organes voisins.

Les lésions ou les abcès de l'apophyse mastoïde dans l'otite moyenne sont souvent accompagnées de torticolis. D'après Radzich, l'apparition d'un torticolis au cours d'une otite moyenne indique toujours que l'apophyse mastoïde est atteinte.

Parmi les autres causes du torticolis auriculaire, on doit citer l'abcès rétro-pharyngien (Urbantschitsch), les fusées purulentes au voisinage de l'apophyse mastoïde ou dans la gaine du sterno-mastoïdien, les adénites à la suite des otorrhées.

Dans quelques cas, la contracture du sterno-mastoïdien est due à la compression ou à l'irritation du nerf spinal à son passage au trou déchiré postérieur soit par une fusée purulente sortie de la caisse tympanique, soit par une thrombose consécutive de la jugulaire (Toynbee, Schwartze et Urbantschitsch).

Gellé a signalé les rapports du torticolis avec quelques affections non suppuratives de l'oreille, sans phénomènes marqués (douleur, surdité forte) attirant l'attention du côté de cet organe, mais suivies souvent de surdités très graves.

Nous indiquons plus loin les affections des oreilles comme cause du torticolis spasmodique.

Le torticolis latéral fixe et permanent peut enfin être exceptionnellement observé dans le vertige de Ménière par lésions labyrinthiques (Gellé).

Jusque dans ces derniers temps, le rhumatisme d'un ou de plusieurs muscles du cou, succédant à l'action passagère ou prolongée du froid, principalement le froid humide a été considéré comme la cause la plus fréquente du torticolis aigu.

Le torticolis musculaire rhumatismal, plus fréquent chez l'homme que chez la femme (Grisolle), plus souvent observé chez l'enfant (H. Roger) que chez l'adulte, était admis par la généralité des auteurs jusque dans ces dernières années (Valleix, Spring, Besnier, Homolle, etc.).

Torticolis articulaire ou osseux. — Une observation plus précise a démontré que le rhumatisme des muscles cervicaux, comme cause du torticolis, doit être considéré comme une rareté et que presque tous les cas de torticolis aigus rhumatismaux sont d'origine *articulaire*, sous la dépendance de l'arthrite ou de la polyarthrite vertébrale cervicale (Delpech, Stromeyer, Depaul, Musson, Couillard-Labonnote, Dally, Boulland, Delore, Grancher, Lannelongue, Broca, Robin et P. Londe, Marfan, Humeau).

Nous appuyant sur notre observation clinique, nous avons insisté depuis longtemps sur l'importance et la fréquence du torticolis d'origine articulaire, principalement à la suite de rhumatisme.

Dans nos observations de torticolis aigu rhumatismal, nous avons presque toujours pu démontrer l'origine articulaire de l'affection.

La position vicieuse de la tête, en général en flexion postérieure (torticolis postérieur) et latérale, doit s'expliquer par la contracture réflexe secondaire des muscles du cou, et peut-être par des raisons articulaires, par le jeu des articulations des apophyses articulaires des vertèbres cervicales, commandée par la position de la moindre douleur (Robin et P. Londe).

La fréquence du torticolis rhumatismal s'explique par l'exposition facile du cou au froid (H. Roger). Si le froid agit d'un seul côté, le torticolis et l'arthrite vertébrale sont unilatéraux. Contrairement à Robin et à P. Londe, nous admettons que les articulations occipito-atloïdiennes et atloïdo-axoïdiennes, malgré leur situation profonde, sont fréquemment atteintes par le rhumatisme.

Le rhumatisme vertébral cervical, les affections décrites sous le nom de synovite sous-occipitale, d'arthrite occipito-atloïdienne (Dally) qui doivent être considérées comme des manifestations rhumatismales, ont une tendance toute particulière à passer à l'état chronique.

Les maladies infectieuses, particulièrement l'érysipèle (J. Dollinger), la fièvre typhoïde (Bardeleben, Zehnder), les fièvres intermittentes (Biedert), la diphtérie, la scarlatine sont quelquefois accompagnées ou suivies d'arthrite vertébrale cervicale (pseudo-rhumatisme infectieux) et de torticolis devenant fréquemment chroniques.

Nous avons très souvent noté dans nos observations la scarlatine dans l'étiologie du torticolis par polyarthrite vertébrale de la région cervicale.

Pouteau, Bonnet, Amussat, Cavalier, Depaul, Eiselsberg, ont cité des cas de torticolis à la suite d'efforts violents, de mouvements brusques de rotation ou de renversement de la tête.

Il s'agit dans ces cas d'entorses et d'arthrites des articulations vertébrales cervicales supérieures, suivies de contractures secondaires des muscles du cou plaçant la tête dans la position du torticolis. Cette variété de torticolis doit être rangée dans la catégorie des torticolis articulaires.

Les fractures, les luxations du rachis, la luxation unilatérale ou complète de l'atlas, peuvent s'accompagner d'un torticolis. Ces lésions traumatiques extrêmement rares succèdent à des chutes d'un lieu élevé, au jeu dangereux de la culbute, etc.

Les diverses causes de torticolis que nous venons d'énumérer produisent d'abord un torticolis *aigu*, difformité passagère qui assez souvent devient *chronique* et *permanente*.

Parmi les lésions chroniques articulaires ou osseuses du rachis cervical, causes fréquentes de torticolis chronique, nous devons principalement citer le rhumatisme chronique vertébral et le mal de Pott cervical et sous-occipital.

Le rhumatisme chronique se présente dans la région vertébrale cervicale sous ses formes habituelles : rhumatisme fibreux, articulaire, osseux ou déformant.

La distinction entre ces différentes formes est en général impossible. Il s'agit le plus souvent d'une polyarthrite vertébrale, l'affection se manifestant à la fois sur les tissus fibreux, articulaires et osseux (torticolis *articulaire* ou *osseux*).

Le rhumatisme chronique de la région vertébrale cervicale supérieure, principalement étudié par Delore, Dally, Adams, Smith, s'accuse surtout par des déformations, des hyperostoses osseuses et des destructions rapides des ligaments et des articulations.

Les lésions principales du torticolis rhumatismal chronique siègent dans les articulations vertébrales et les vertèbres cervicales (torticolis articulaire) ; les lésions musculaires sont, à notre avis, toujours secondaires. On retrouve dans la plupart des observations de torticolis chronique rhumatismal l'étiologie habituelle du rhumatisme chronique (influence de l'hérédité, du sexe, action du froid humide, etc.).

Le rhumatisme chronique vertébral de la région cervicale est particulièrement fréquent, d'après nos observations, chez les enfants, et se localise principalement au niveau des articulations vertébrales supérieures.

Cette fréquence et cette localisation paraissent en rapport avec la grande mobilité, l'étendue, les mouvements répétés de la région du rachis cervical, principalement au niveau de l'atlas et de l'axis (Adams, Smith).

Nous avons signalé, page 29, le pseudo-rhumatisme des maladies infectieuses (érysipèle, diphtérie, etc.) et surtout de la scarlatine, produisant le torticolis, à marche essentiellement chronique, par polyarthrite vertébrale cervicale.

Le torticolis postérieur de Delore, l'arthrite occipito-atloïdienne de Dally, doivent, à notre avis, être considérés comme des affections dépendant de la polyarthrite vertébrale chronique d'origine rhumatismale.

Le mal de Pott sous-occipital est plus souvent accompagné de torticolis que le mal de Pott des vertèbres cervicales inférieures.

Dans quelques cas, très rares, le torticolis peut être sous la dépendance d'une ostéite syphilitique des vertèbres cervicales supérieures (Sarlet).

Les malformations congénitales des vertèbres ont été citées comme causes du torticolis chronique permanent.

Signalons enfin le *torticolis d'origine rachitique* récemment décrit par Phocas. Cette forme spéciale de torticolis s'observe, d'après Phocas, chez les jeunes enfants, au début du rachitisme; elle est sous la dépendance du ramollissement des os, de l'affaiblissement des ligaments et des muscles, du poids de la tête volumineuse et aussi peut-être des mauvaises attitudes.

Torticolis nerveux. — Diverses affections nerveuses peuvent produire de véritables torticolis, à caractères particuliers et variés, souvent sous la dépendance de contractions passagères des divers muscles du cou, revenant par accès, ou d'une façon intermittente (*torticolis nerveux intermittent*), s'établissant quelquefois d'une façon permanente et résistant à tout traitement.

Nous avons signalé, page 24, l'étiologie nerveuse de quelques torticolis aigus.

Les tumeurs des centres nerveux de diverse nature, néoplasmes, parasites (Dommer, Griesinger), principalement les tumeurs cérébelleuses (Rosenthal), les ramollissements, les hémorragies et les lésions syphilitiques du cerveau, dans l'écorce notamment (Poore), les lésions pathologiques (Desportes, Remak) et traumatiques de la région cervicale de la colone vertébrale (Leyden, Weir Mitchell, Eulenburg) sont des causes fréquentes de torticolis.

Les lésions périphériques du nerf spinal, des nerfs du plexus cervical, en différents points de leur trajet, l'irritation ou la compression du spinal par des adénites, des tumeurs, etc., sont souvent accompagnées de torticolis à évolution chronique.

Les lésions traumatiques du spinal et des nerfs du plexus cervical sont souvent suivies de torticolis du côté opposé à la lésion. Duchenne (de Boulogne) a observé, à la suite de plaies contuses du cou, ayant intéressé quelques filets nerveux, un torticolis par paralysie de la portion claviculaire du trapèze. Dans les paralysies radiculaires traumatiques ou obstétricales (V. Guillemot, E. Weil) du plexus brachial, on a noté un torticolis du côté opposé à la lésion brachiale, dû à la paralysie du sterno-cléido-mastoïdien consécutive au tiraillement ou à la déchirure du plexus cervical supérieur.

Fréquemment le torticolis nerveux est caractérisé par des spasmes, toniques ou cloniques, ou tonico-cloniques, des muscles du cou ou de la tête. Cette affection décrite sous divers noms (*torticolis spasmodique*, *torticolis par action dynamique* (Tillaux), *convulsion du spinal, tic rotatoire* (Fournier), *hyperkinésie de l'accessoire de Willis* (Niemeyer, Jaccoud), *spasme fonctionnel du sterno-mastoïdien* (Desnos), *spasmes fonctionnels du cou* (C. Féré), *torticolis mental* (Brissaud), *caput obstipum spasticum* (Erb), *obstipitas spastica*) doit être considérée comme une affection spasmodique de plusieurs muscles du cou, plutôt qu'un spasme limité à un muscle ou au domaine d'un nerf.

Le spasme occupe généralement, en effet, non seulement le muscle sterno-mastoïdien ou les muscles sous la dépendance du spinal et de ses branches, mais encore les muscles des régions voisines (face, langue, yeux, épaules, bras, etc.) innervés par le plexus brachial, par le facial, par le trijumeau, par l'hypoglosse.

L'étiologie et la pathogénie du torticolis spasmodique sont encore peu élucidées.

Plus fréquent chez l'homme, le tic rotatoire s'observe surtout chez les sujets d'âge mûr, de trente à cinquante ans.

D'après Gowers, le torticolis spasmodique serait plus fréquent chez la femme que chez l'homme. Sur 32 cas (les cas de torticolis hystériques étant éliminés) cet auteur note 10 cas chez l'homme et 22 cas chez la femme.

J.-H. Thomson a publié une observation de torticolis, avec symptômes spasmodiques observés à divers âges, chez deux frères et deux sœurs d'une même famille.

Dans la plupart des observations, on note l'hérédité nerveuse, la dégénérescence à la fois cérébrale et organique (arthritisme, goutte, etc.), la migraine ophtalmique, la neurasthénie, l'épilepsie (Hirt, C. Féré, de Quervain), l'aliénation mentale. Le torticolis spasmodique s'observe assez souvent d'une façon passagère chez les hystériques, mais il dépend le plus souvent d'une névrose essentiellement différente de l'hystérie.

Le spasme réflexe des muscles du cou se produit sous l'influence de causes occasionnelles variées : refroidissement, fatigue, surmenage physique ou intellectuel, irritation locale réflexe, lésion d'organes voisins (adénites cervicales, maladies des dents et des oreilles, furoncle, goître (Pauly) ou éloignés (estomac, utérus, etc.), ménopause, émotions tristes et dépressions, chagrins, peur, etc.

Rarement le torticolis spasmodique a les caractères d'un spasme fonctionnel. Dans une observation de Francis, la position de la tête donna lieu à un tic rotatoire.

Dans quelques cas, le torticolis spasmodique paraît en rapport avec certaines maladies générales : fièvre typhoïde (G.-E. Barrow), fièvre intermittente (Renouard, Simon), influenza (Féré), syphilis (Poore), goutte, rhumatisme.

La pathogénie du torticolis spasmodique est, actuellement, très discutée. Les auteurs ne s'accordent pas sur la partie du système nerveux qui est le siège du processus morbide. Les uns localisent l'affection dans le système nerveux central, les autres dans le nerf spinal ou même dans les muscles.

L'étude des symptômes, la localisation du spasme à plusieurs muscles animés par divers nerfs, la coexistence du tic rotatoire avec d'autres affections cérébrales, la guérison par un traitement antisyphilitique de torticolis spasmodiques vraisemblablement dus à une lésion syphilitique de l'encéphale (Poore), militent en faveur de la théorie *centrale* de l'affection. Nous nous rallions à cette théorie et nous plaçons le siège de la maladie dans le centre encéphalique cortical de la rotation de la tête.

L'origine bulbaire ne peut expliquer tous les symptômes, notamment les spasmes des muscles des deux côtés du cou appartenant à divers segments de la moelle épinière et du bulbe rachidien.

La théorie *bulbaire* s'appuie sur la coexistence fréquente de crampes d'autres muscles innervés par des nerfs bulbaires.

Ces spasmes associés peuvent être expliqués dans la théorie centrale encéphalique par les irradiations de l'irritation aux centres des mouvements des bras, de la face, de la langue, voisins du centre cortical de la rotation de la tête

La théorie de l'origine *périphérique* du spasme, d'après laquelle il s'agirait d'une affection du spinal (hyperkinésie), n'explique pas la participation simultanée de plusieurs groupes musculaires, dont une partie n'est point innervée par le spinal.

La théorie de l'origine *musculaire* ne compte plus guère de partisans. Rappelons que Tillaux et Vulpian attribuent le torticolis dit *fonctionnel* (Vulpian), *dynamique* (Tillaux), à un défaut de synergie et d'équilibre entre les muscles des deux côtés du cou. Charcot et quelques auteurs ont fait jouer un rôle dans la pathogénie du torticolis spasmodique à l'hypertrophie du sterno-cléido-mastoïdien et du trapèze du côté atteint de spasme et à l'atrophie des antagonistes, notées dans quelques observations. C. Féré a récemment démontré qu'il existait souvent un état parétique, plus ou moins marqué, des muscles du côté opposé au spasme, qui lui paraît favoriser la production du tic rotatoire.

Ces troubles musculaires peuvent expliquer quelques symptômes, notés à une certaine période de la maladie, mais ils ne doivent pas être considérés comme la cause primitive du torticolis spasmodique. Ils nous paraissent, du reste, sous la dépendance d'un trouble nerveux primitif, qui produit consécutivement le désordre musculaire signalé.

Citons enfin l'ingénieuse hypothèse du *torticolis mental* défendue par Brissaud.

D'après cet auteur et son élève Bompaire, le torticolis spasmodique ne serait pas un trouble organique des muscles et des nerfs, mais bien un trouble uniquement psychique consistant dans une inhibition localisée de la volonté. Les malades éprouvent le besoin irrésistible, insurmontable d'exécuter avec leur tête un mouvement convulsif, que leur volonté, en quelque sorte paralysée, ne leur permet pas d'enrayer. Le mouvement une fois produit, la même insuffisance de volonté reparaît et, alors même qu'ils le veulent, ils ne peuvent arriver à redresser leur tête, en corrigeant l'effet produit.

A l'appui de sa théorie, Brissaud fait remarquer que ses malades pouvaient faire cesser leurs crampes par la simple apposition du doigt au menton.

Cette théorie, de même que la théorie musculaire, rend compte de certains symptômes particuliers. Mais elle ne prouve pas que le torticolis spasmodique soit une maladie purement psychique, sans lésions matérielles et irritatives des centres nerveux.

Un certain nombre de spasmes, sous la dépendance de lésions nerveuses matérielles, peuvent du reste être suspendus momentanément par une contention extrêmement faible, au moyen d'un doigt par exemple.

Quant au rôle des irritations réflexes, signalées dans presque toutes les observations, nous admettons que l'irritation douloureuse primitive des nerfs périphériques; que le surmenage, les excitations d'ordre cérébral, retentissent, chez des sujets prédisposés, sur le centre de rotation de la tête dans les hémisphères cérébraux. L'excitation secondaire de ce centre se traduit sous forme de torticolis spasmodique.

Signalons encore les torticolis par spasmes cloniques brusques de la *myoclonie* (*chorée* dite *électrique* (Henoch, Bergeron), du *tic non douloureux de la face*, de la *maladie des tics*, du *paramyoclonus multiplex*, par *spasmes fonctionnels* (Duchenne de Boulogne), par *spasmes sans caractères* fixes, qui, de même que les formes nerveuses de torticolis signalées plus haut, se rattachent à un état névropathique ou cérébral.

Dans l'*hystérie*, le torticolis peut dépendre soit de la *paralysie*, soit de la *contracture* des muscles du cou (sterno-mastoïdien, trapèze).

Un assez grand nombre de torticolis spasmodiques sont d'origine hystérique (C. Bell, Abercombrie, Gowers, Fournier, J. Voisin, Skey, Peacock).

Le torticolis hystérique par contracture s'observe principalement dans l'hystérie infantile. Il apparaît en général brusquement sous l'influence d'une émotion, d'un léger traumatisme ou à l'époque des règles. Il peut disparaître pour reparaître ensuite sous l'influence de causes peu importantes, ou s'établir d'une façon permanente, persister pendant de longs mois, pour guérir ou spontanément et brusquement ou à la suite du traitement.

P. Richer a observé une forme de torticolis hystérique intermittent qui, en raison de son mode de production et de ses caractères, doit être considéré comme un véritable torticolis spasmodique.

Dans le cas observé par cet auteur le torticolis par contracture ne se montrait que lorsque le malade passait du décubitus dorsal à la position assise verticale. La contracture disparaissait soudainement, si la malade reprenait la position du décubitus dorsal.

Le torticolis dans l'*hystérie*, la *neurasthénie* et l'*épilepsie* est rarement à l'état de syndrome isolé et s'accompagne presque toujours des autres symptômes de ces névroses.

Féré rattache au petit mal certains spasmes convulsifs (tic de Salâam) des muscles du cou revenant par accès, à des périodes souvent éloignées.

Le *torticolis paralytique*, extrêmement rare, doit être admis dans quelques cas.

Les torticolis à la suite de lésions du spinal ou des branches du plexus cervical et brachial sont d'origine paralytique.

V. Duval a signalé chez les hémiplégiques la fréquence de l'inclinaison de la tête et du cou du côté opposé à la paralysie. Il est logique d'admettre que cette position vicieuse prolongée peut amener dans ces cas une rétraction fibreuse consécutive des muscles du cou, et constituer un véritable torticolis d'origine paralytique.

Dans la *myopathie atrophique progressive*, l'atrophie peut prédominer sur un des muscles sterno-cléido-mastoïdiens et être suivie de torticolis du côté opposé à l'atrophie (Déjerine, R. Flandre).

Nous avons signalé plus haut le torticolis hystérique par paralysie.

Avec Guyon, nous pensons que les observations de Winslow, Bootius, Rivière, citées par quelques auteurs comme des exemples de torticolis paralytiques, ne sont pas absolument probantes.

La plupart des cas de torticolis dits paralytiques, les torticolis fonctionnels ou dynamiques (Tillaux) par défaut de synergie entre les muscles des deux côtés du cou (Vulpian), doivent être classés parmi les torticolis spasmodiques, principalement dans les variétés, mieux connues aujourd'hui, dans lesquelles la tête peut être redressée sans efforts (torticolis mentaux) ou dans lesquelles on a noté la parésie ou la paralysie des muscles antagonistes (C. Féré).

La faiblesse musculaire produisant un défaut de synergie des muscles des deux côtés du cou (Vulpian, Tillaux), la parésie musculaire (C. Féré) ne sont en effet le plus souvent que des phases de l'évolution symptomatique du torticolis spasmodique.

CHAPITRE III

Anatomie pathologique.

I. — TORTICOLIS CONGÉNITAL

Un certain nombre d'autopsies (Tulpius, Bouvier, Robert, Marchessaux, Guyon et Contesse, Witzel, Bündel, Heusinger, W. Schulthess) et les examens histologiques des muscles du cou après les sections à ciel ouvert pour torticolis (Hadra (1884), Volkmann et Vollert, Bianchetti) ont permis d'indiquer les lésions anatomo-pathologiques habituelles du torticolis congénital.

Le sterno-mastoïdien, le plus fréquemment atteint, présente une transformation fibreuse portant en général sur la plus grande partie du muscle (Bouvier), soit sur ses deux tiers inférieurs (Robert), sur les trois quarts inférieurs (Marchessaux), sur tout ce muscle (Guyon).

Le muscle est en général aminci, rétréci, paraissant uniquement constitué par un des deux chefs ; il est quelquefois réduit à un simple tendon et absolument transformé en tissu tendineux blanc (Bündell, Heusinger, Lüning et Schulthess, de Wildtt).

Dans un examen anatomique (1887) de Lüning et Schulthess, il s'agissait d'un enfant de cinq mois accouché au forceps et qui présentait, au moment de la naissance, une tuméfaction dure siégeant sur la partie moyenne du sterno-mastoïdien droit raccourci

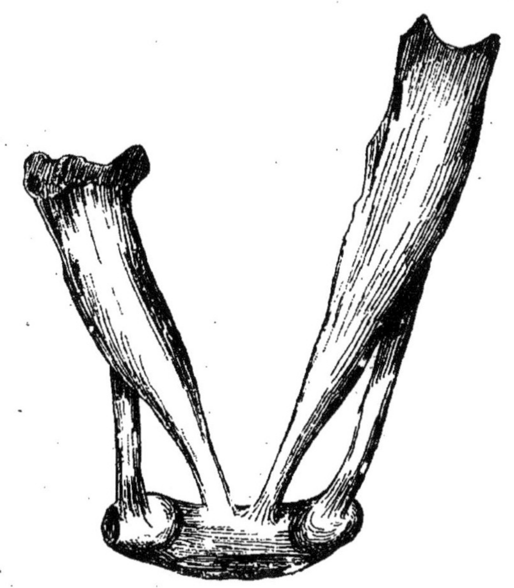

Fig. 1.

de 2 centimètres; le chef cléido-mastoïdien, entièrement fibreux, avait une insertion distincte sur l'apophyse mastoïde (fig. 1). Du côté opposé, les deux faisceaux étaient réunis et avaient une insertion normale. Il était impossible dans ce cas d'admettre une rupture musculaire consécutive à un traumatisme obstétrical.

Dans une observation récente, J. Alexinsky (de

Moscou) a constaté, pendant la section à ciel ouvert du sterno-cléido-mastoïdien pour un torticolis congénital, chez une fillette de onze ans, que la partie inférieure du muscle était tout entière tendineuse; en dehors d'elle, existait un faisceau musculaire aplati se dirigeant de haut en bas et de dehors en dedans et s'insérant sur la partie tendineuse du sterno-mastoïdien. Le faisceau externe de ce muscle, très mince, se trouvait en arrière du faisceau musculaire anormal.

D'après l'auteur, ce faisceau anormal reliait le sterno-mastoïdien au trapèze et contribuait à produire la contraction du sterno-cléido-mastoïdien.

La section de ces faisceaux permit de corriger complètement l'attitude vicieuse de la tête.

Dans deux cas d'induration des sterno-cléido-mastoïdiens, se présentant avec les caractères de l'affection dite hématome du sterno-mastoïdien, Petersen et Hildebrand ont noté que les tumeurs extirpées se composaient de tissu conjonctif très dur (myosite fibreuse), ne renfermant ni fibres musculaires ni pigment sanguin. L'examen histologique indiquait l'absence de toute trace d'hémorrhagie.

Les transformations fibreuses et les anomalies musculaires que nous venons de signaler plaident en faveur de la théorie qui admet la production du torticolis congénital par vice de développement (Petersen).

Des deux sterno-mastoïdiens, le droit est le plus fréquemment atteint. Le faisceau sternal est plus souvent atteint que le faisceau claviculaire. En général les deux faisceaux sont rétractés, la rétraction étant moins marquée sur le faisceau claviculaire.

La rétraction du faisceau claviculaire ne peut être considérée comme le résultat d'un simple raccourcissement d'adaptation, car les lésions de ce faisceau ont été constatées dans des autopsies faites à la naissance ou peu de temps après la naissance.

La rétraction primitive et isolée du seul faisceau claviculaire (Malgaigne, Bouvier, Phillips. J. Guérin) est exceptionnelle.

Le raccourcissement du muscle peut être de 2 à 4 centimètres (Bouvier, Guyon et Contesse).

Les lésions anatomiques du muscle sont d'autant plus marquées que l'affection est plus ancienne.

Les altérations et les indurations de la fibre musculaire, qui se présentent souvent sous la forme d'un noyau allongé, sont, d'après Volkmann, la conséquence d'une inflammation violente survenue à une certaine période, à la suite de traumatismes obstétricaux des muscles du cou. Elles consistent essentiellement dans la disparition du tissu contractile remplacé par une substance fibreuse pauvre en vaisseaux. Chez certains sujets le muscle présente l'aspect d'un tissu dense, cicatriciel; quelquefois on ne constate que quelques taches fibreuses limitées ou des faisceaux fibreux en forme de sillon. Volkmann et Vollert donnent à ces lésions le nom de *callosités musculaires* ou de *myosite fibreuse*.

Dans deux cas de torticolis chez de jeunes enfants, âgés l'un de dix semaines, l'autre de huit semaines, Hadra a constaté que les fibres du muscle sterno-mastoïdien, du côté du torticolis, avaient disparu en partie, remplacées par du tissu cicatriciel, formant tumeur à la partie moyenne du muscle. Ces lésions sont regardées par l'auteur, avec juste raison, comme s'étant produites pendant la vie intra-utérine.

Bianchetti a constaté des lésions indiquant une *périmyosite*. Dans quelques cas, les lésions sont diffuses et peu marquées; souvent enfin la fibre musculaire ne présente aucune altération.

La gaine aponévrotique du muscle n'est plus distincte; elle est rétractée, intimement liée par des brides cicatricielles au corps du muscle (Duval, Bouvier, Volkmann).

Autour du muscle et profondément, nous avons souvent constaté, dans les cas de torticolis anciens, l'existence de brides fibreuses aponévrotiques qui s'opposent au redressement de la difformité après la section tendineuse.

Dans les torticolis congénitaux par rétraction d'autres muscles du cou : trapèze, splénius, etc., on constate les lésions anatomiques que nous venons de signaler pour le sterno-cléido-mastoïdien.

Les lésions musculaires du torticolis restent rarement limitées à un seul muscle : les muscles voisins, en raison de leur position vicieuse prolongée, se raccourcissent, se rétractent et se transforment en partie en tissu fibreux.

En dehors des lésions musculaires précédentes qui peuvent être considérées pour la plupart comme des lésions primitives, un certain nombre de déformations et d'altérations anatomiques importantes d'autres tissus sont la conséquence de l'inclinaison vicieuse permanente de la tête et du cou, qui place quelques organes ou tissus en état d'activité et de distension, d'autres en relâchement.

Par suite de l'inclinaison vicieuse de la tête, du cou et de la colonne vertébrale, du transport de la tête du côté opposé à son inclinaison, il se produit une traction et une compression de tous les tissus du côté de la difformité suivies d'atrophie et de déformation.

Nous signalerons d'abord l'atrophie, la diminution de volume et de calibre, les flexuosités des gros vaisseaux du cou, qui produisent des troubles et des insuffisances circulatoires et ont ainsi un rôle important dans les lésions de nutrition des tissus voisins. Dans une autopsie de torticolis congénital gauche chez une femme de quarante-quatre ans, Witzel a trouvé un amincissement marqué des parois et un rétrécissement du calibre de la carotide gauche.

La figure 2, d'après Witzel, indique bien la transformation fibreuse des deux faisceaux du sterno-cléido-mastoïdien dans un cas de torticolis congénital du côté gauche, ainsi que la rétraction et l'atrophie des parties molles de la région latérale gauche du cou.

Les lésions de la colonne vertébrale, justement signalées par Sharp et Boyer, sont très fréquentes, lorsque le torticolis est observé à une période assez éloignée de la naissance.

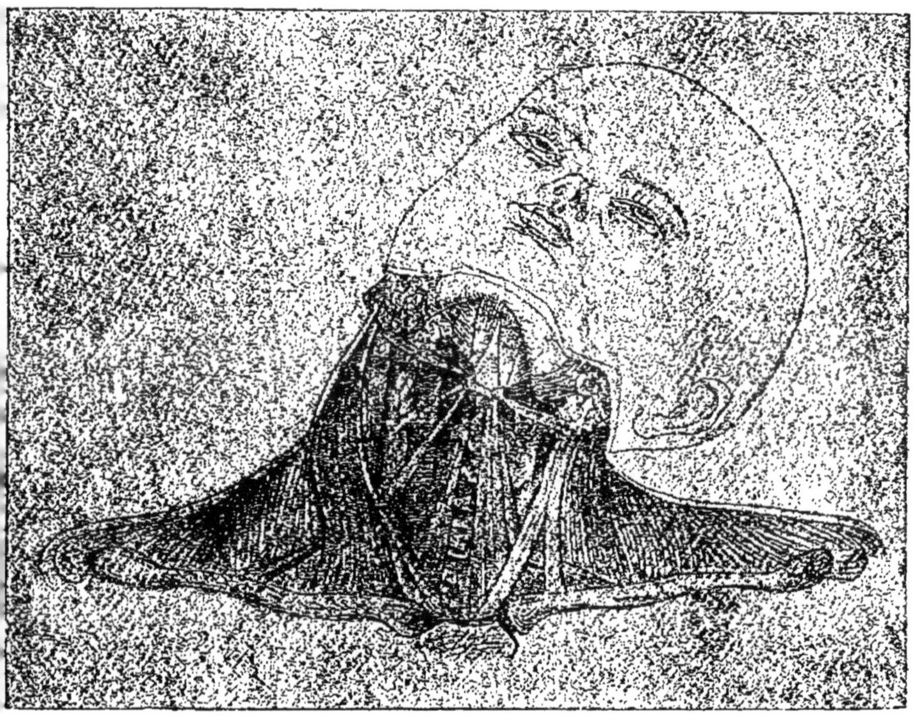

Fig. 2.

Ces lésions, qui sont d'origine scoliotique et proviennent de la courbure prolongée du rachis, ont été confondues à tort avec des altérations importantes des vertèbres et de leurs articulations, telles que productions osseuses et soudures des vertèbres (Bouvier, Guyon), léger glissement de l'axis sur l'atlas (Bouvier), arthrite occipito-atloïdienne, qui doivent être rattachées aux formes articulaires du torticolis non congénital, dans lesquelles le rachis est primitivement atteint.

Dans quelques observations, il s'agit de véritables scolioses congénitales, produites par les causes (position anormale dans l'utérus, compressions, adhérences amniotiques, etc.) auxquelles on attribue le torticolis congénital.

Les altérations scoliotiques des vertèbres dans le torticolis varient suivant la forme et le siège des courbures vertébrales que nous étudions en détail dans notre symptomatologie. On note en général une asymétrie de la région cervicale du rachis, principalement marquée au niveau de la quatrième vertèbre, avec amincissement (Bouvier), affaissement, diminution de hauteur des corps vertébraux du côté de la concavité de la déviation, correspondant au côté du torticolis.

Les corps vertébraux et les apophyses transverses sont en rotation et proéminent du côté de la convexité.

Les apophyses transverses sont souvent atrophiées et aplaties du côté de la concavité. Le trou vertébral, du côté du torticolis, est plus grand que du côté opposé.

La longueur et la situation des ligaments vertébraux sont modifiées par la position vicieuse du rachis. Ils sont rétractés du côté de la concavité, atrophiés et relâchés du côté de la convexité.

La partie supérieure du rachis cervical, dans ses articulations occipito-atloïdienne et atloïdo-axoïdienne, la région dorsale et lombaire du rachis ne présentent pas en général de lésion accentuée.

Les altérations anatomiques des vertèbres dans les scolioses de compensation, dorsale et lombaire, sont en général très peu prononcées.

La nature de certaines lésions anatomiques des vertèbres, souvent observées dans le torticolis ancien, explique la possibilité du redressement complet, plus ou moins rapide, des scolioses après les sections tendineuses et démontre la nécessité d'un traitement orthopédique, consécutif, et rigoureux, des déviations vertébrales.

L'*hémiatrophie* et l'*asymétrie du crâne* et de la *face* (*skoliosis capitis, caput obliquum*, de Beely), du côté du torticolis, principalement étudiées par Broca, Nélaton, Bouvier, J. Guérin, Eulenburg, Witzel, O. Spiegelber, Krummacher, Petersen, Meinhard Schmidt, Golding Bird, W. Osler, Beely, sont assez fréquemment observées.

Du côté du crâne, on note une asymétrie, plus ou moins marquée, souvent irrégulière, généralement plus prononcée à la partie postérieure et au niveau des os de la face. La tête paraît avoir été comprimée et comme écrasée dans la direction de l'un de ses diamètres obliques (*caput obliquum*, de Beely). Toute la moitié du crâne du côté du torticolis présente une atrophie notable. Les deux diamètres obliques, pris des bosses frontales au point culminant de la région occipitale, présentent des différences pouvant aller de 3 à 5 centimètres (voir fig. 3, d'après Witzel).

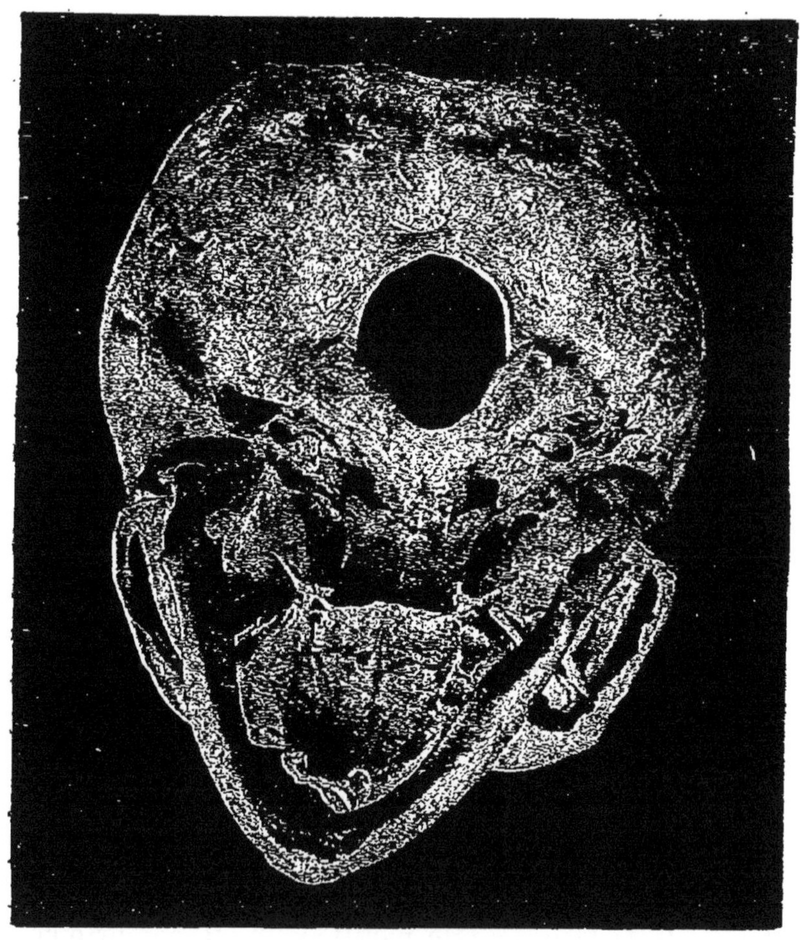

Fig. 3.

Les diverses bosses, principalement les bosses frontales, sont plus aplaties, moins accentuées du côté correspondant au torticolis (voir fig. 4).

La convexité culminante du crâne ne se trouve plus dans la direction de la suture sagittale, mais dans celle du plus grand diamètre oblique. On note dans quelques observations des aplatissements, et même de légères excavations, en divers points du crâne.

Toute la face inférieure du crâne paraît avoir subi un mouvement de transport du côté du torticolis, décrivant une courbe dirigée de ce côté (fig. 3).

La surface du palais osseux descend plus bas du côté du torticolis que du côté opposé.

L'apophyse mastoïde, qui normalement est située en arrière du plan passant par l'axe des condyles, est placée, du côté du torticolis, sur un plan antérieur de 1 centimètre à 1 centimètre et demi en avant (Witzel). Elle est allongée et très élargie.

Du côté du squelette de la face, la suture des os du nez forme une ligne oblique, se dirigeant du côté du torticolis. Le squelette de ces os est plus bombé, la cloison nasale s'incline et forme une convexité marquée du côté du torticolis (fig. 4, d'après Witzel).

Les cavités orbitaires ne sont pas situées sur le même niveau. La cavité orbitaire, du côté correspondant au torticolis, est rétrécie, ses diamètres verticaux sont plus courts que ceux du côté opposé (fig. 4).

Le maxillaire inférieur est atrophié dans presque toutes ses parties, principalement au niveau du rebord alvéolaire. Il s'incline du côté du torticolis ; ses deux angles sont inégaux, l'angle du côté du torticolis étant moindre (fig. 4).

L'atrophie est souvent irrégulière, n'atteignant que

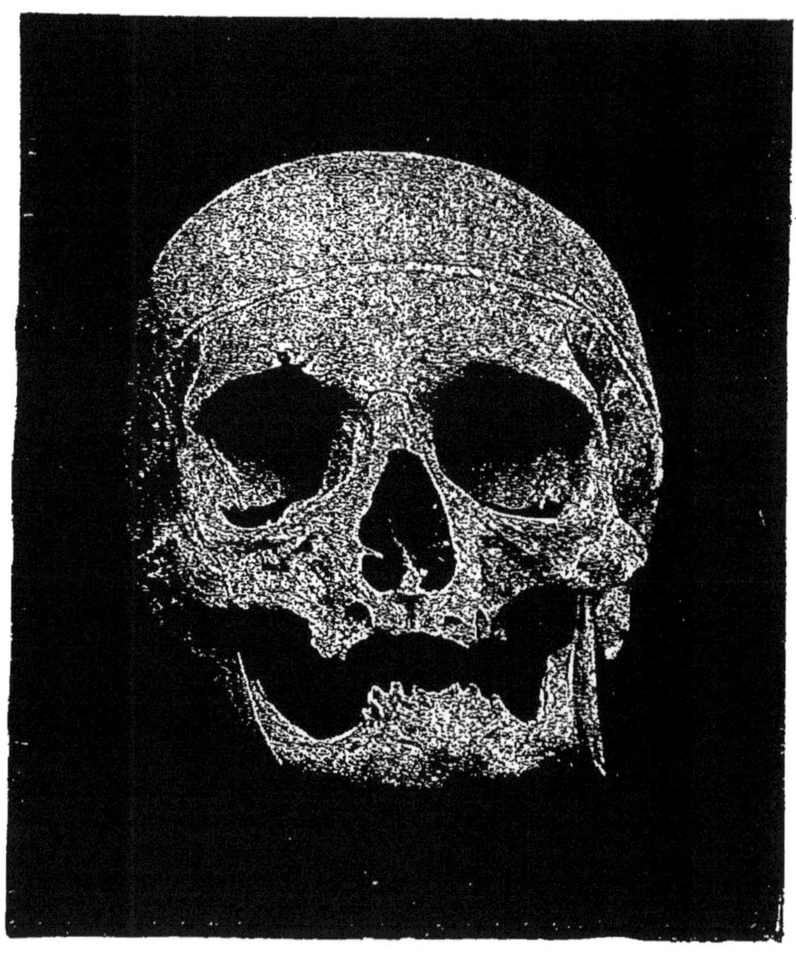

Fig. 4.

quelques parties de l'os. Petersen a signalé dans un cas une dépression au niveau de l'angle de la mâchoire et du cou dans laquelle se logeait, du côté correspondant, l'épaule du nouveau-né. Meinhard Schmidt a signalé de même une excavation prononcée au niveau de l'angle du maxillaire inférieur.

L'atrophie de l'hémisphère cérébral correspondant a été indiquée par Broca.

L'hémiatrophie cranio-faciale est plus ou moins marquée, quelquefois très faible et difficile à reconnaître.

De même que le torticolis congénital, elle siège très fréquemment à droite, mais non d'une façon constante, ainsi que l'a soutenu récemment C.-H. Golding Bird. Notre statistique indique un nombre assez notable de torticolis et d'hémiatrophies cranio-faciales siégeant à gauche.

Elle est surtout fréquente chez les garçons (Beely); souvent observée à la suite d'accouchements difficiles et par le siège.

L'asymétrie cranio-faciale s'observe quelquefois dans les torticolis acquis.

Nous avons fréquemment noté l'hémiatrophie du crâne et de la face dans le torticolis osseux, à la suite du mal sous-occipital. Il est à remarquer que l'arrêt de développement dans une des moitiés du crâne et de la face se produit, dans ces cas, rapidement et à une période peu avancée de la maladie.

Cette variété d'hémiatrophie, secondaire par défaut de nutrition, diffère par quelques caractères importants de l'hémiatrophie congénitale. L'arrêt de développement atteint principalement la face, il est peu marqué sur le crâne et ne s'accuse pas par les dépressions et les irrégularités de la forme congénitale.

L'hémiasymétrie du crâne et de la face a été constatée assez fréquemment au moment de la naissance (Meinhard Schmidt) ; elle peut exister à l'état isolé, n'accompagnant pas toujours le torticolis ; elle coïncide souvent avec d'autres difformités congénitales (pied bot, genu valgum, scoliose, déformation de la poitrine etc.) (Beely) ; elle peut disparaître de même que le torticolis, sans aucun traitement important, dans les premières années de l'existence. Elle peut être très prononcée, alors que le torticolis est peu marqué et souvent difficile à découvrir.

La déformation de la face et du crâne dans le torticolis a été attribuée : 1° au défaut de nutrition de ces parties résultant de l'inclinaison vicieuse de la tête (J. Guérin) ; 2° à des troubles respiratoires, conséquence de l'insuffisance des muscles profonds du cou du côté du torticolis (Stromeyer) ; 3° au développement inégal des deux carotides (Bouvier), au rétrécissement, à l'inflexion exagérée à leur entrée dans le crâne (Broca), aux courbures (de Saint-Germain) de ces vaisseaux, du côté du torticolis ; 4° à la traction exercée sur l'apophyse mastoïde ayant pour effet d'atrophier l'hémisphère correspondant du crâne (Dieffenbach, Greffié) ; 5° à l'hyperextension (Witzel), à la contraction active, et permanente des muscles du côté sain (Falkenberg).

D'après quelques auteurs, l'asymétrie cranio-faciale serait toujours congénitale et produite par les mêmes causes que le torticolis : lésion nerveuse centrale (W. Osler, Golding Bird), positions ou compressions anormales intra-utérines (Krummacher, Beely).

Nos recherches sur ce sujet nous font admettre que dans la majorité des cas l'asymétrie de la face et du crâne doit être considérée comme une affection congénitale et produite dans l'utérus sous les mêmes influences que le torticolis. Les caractères, la forme de cette déformation constatée fréquemment au moment de la naissance, son existence à l'état isolé, sa coexistence avec d'autres difformités congénitales, sa persistance malgré le redressement du torticolis sont de puissants arguments en faveur de cette théorie.

Le défaut de nutrition et la gêne circulatoire dus à la compression et à la traction auxquelles sont soumis les tissus, principalement les vaisseaux et les nerfs du côté de la difformité, doivent avoir une part assez importante dans le mécanisme de la production de l'asymétrie du crâne et surtout de l'hémiatrophie de la face. L'existence bien établie de l'hémiatrophie cranio-faciale dans des torticolis acquis prouve du reste nettement que cette déformation est quelquefois due à un trouble de nutrition secondaire, et qu'elle n'est pas toujours la conséquence des anomalies congénitales intra-utérines.

L'atrophie et les déformations secondaires du torticolis peuvent s'observer dans des régions assez éloignées. Dans quelques rares observations, on a signalé une atrophie de tout un côté du corps.

Golding Bird a constaté, dans un cas, une diminution dans le volume du pied et de la main du côté du torticolis.

La cage thoracique est souvent atrophiée, inclinée du côté du torticolis. Le sternum suit l'inclinaison de la poitrine et décrit une légère courbe à convexité dirigée du côté incliné. Les côtes présentent des déformations, plus ou moins marquées, en rapport avec la scoliose dorsale.

La poitrine peut être excavée, en entonnoir (Mansell-Moulin) et cette malformation congénitale, produite par les mêmes causes que le torticolis, n'a aucun rapport avec les scolioses concomitantes.

La clavicule est, dans quelques cas, plus saillante et plus courbée du côté du torticolis. Cette déformation a été attribuée à la traction permanente du muscle sterno-mastoïdien raccourci.

Witzel a noté, dans un cas, des lésions du bassin analogues à celles du bassin scoliotique rachitique. Les déformations et les inclinaisons du bassin, observées dans le torticolis, peuvent s'accompagner de troubles de la marche que nous signalons dans notre symptomatologie. Elles sont en rapport avec les scolioses et les lordoses lombaires de compensation.

II. — TORTICOLIS ACQUIS

On ne possède que quelques rares documents anatomo-pathologiques concernant le torticolis acquis, aigu ou chronique.

Dans le torticolis aigu, les muscles atteints présentent de l'hypérémie, une myosite légère avec névrite des troncs ou des extrémités terminales. Nous n'avons trouvé aucune autopsie, avec indication des lésions anatomiques, de l'arthrite et de la périarthrite aiguë de la région vertébrale cervicale.

Aucun examen anatomique précis ne permet d'établir le mode de développement du torticolis par rupture ou par hématome du sterno-mastoïdien.

Dans le rhumatisme chronique vertébral cervical, dans le pseudo-rhumatisme infectieux produisant le torticolis dit osseux, articulaire ou postérieur, les lésions portent tantôt sur le tissu fibreux et articulaire, tantôt sur le tissu osseux, le plus souvent à la fois sur les articulations et les os.

Les lésions osseuses, les hyperostoses, les destructions rapides des ligaments et les subluxations des premières vertèbres cervicales donnent une gravité et une physionomie spéciales à cette maladie.

Les disques intervertébraux sont profondément altérés; ils diminuent d'épaisseur, se ramollissent et finissent par disparaître.

Les ligaments offrent, dès le début de l'affection, des lésions destructives et s'ossifient quelquefois (Gurlt).

Les lésions articulaires et osseuses siègent principalement au niveau des premières vertèbres cervicales.

Dans l'arthrite occipito-atloïdienne, Dally a signalé la destruction rapide des ligaments et la subluxation de l'atlas sur l'occipital, telle que les masses latérales sont l'une sur un plan antérieur, l'autre sur un plan postérieur au plan vertical transverse, ainsi que la formation précoce de l'ankylose.

Smith a décrit à la Société pathologique de Dublin les altérations du rhumatisme chronique vertébral cervical, en insistant sur les modifications articulaires, sur le déplacement des premières vertèbres, sur les productions osseuses périphériques et sur l'hypertrophie fréquente de l'apophyse odontoïde.

Ces lésions anatomiques produisent des compressions de la moelle (Charcot) ou des nerfs cervicaux qui se traduisent par des symptômes quelquefois notés dans la symptomatologie du torticolis articulaire chronique.

Nous ne ferons que rappeler ici succinctement les lésions anatomiques du mal de Pott de la région cervicale et du mal sous-occipital.

Les lésions tuberculeuses siègent principalement sur les parties articulaires, envahissant rapidement les ligaments et les os, suivies de luxations, pour les articulations de l'occipital et de l'axis. La luxation la plus fréquente est la luxation unilatérale atloïdo-axoïdienne directement en *avant*.

La luxation atlo-axoïdienne en *arrière* est exceptionnelle. Il n'en existe qu'un cas de Nichet (variété unilatérale droite).

Les luxations occipito-atloïdiennes se produisent progressivement et sont le plus souvent bilatérales et en *arrière* (Bertin, Sandifort, Cruveilhier).

On note dans quelques observations des déplacements simultanés de l'occipital sur l'atlas et de l'atlas sur l'axis.

La disparition d'une partie osseuse importante des vertèbres cervicales peut être suivie de déplacements sans luxations avec inclinaisons très prononcées de la tête (Hilton).

Le retentissement sur les organes voisins, sur les artères vertébrales, les lésions nerveuses consécutives, la pachyméningite, les abcès froids s'observent particulièrement dans le mal sous-occipital.

Dans les torticolis acquis invétérés, les lésions scoliotiques du rachis sont les mêmes que celles des torticolis congénitaux.

L'asymétrie cranio-faciale est assez fréquente.

Nous renvoyons aux traités spéciaux pour l'étude des luxations et des lésions anatomiques du rachis consécutives à des traumatismes souvent accompagnées de torticolis.

Dans le torticolis *nerveux*, on a noté dans quelques

cas des lésions matérielles de l'encéphale et des méninges.

Pour le torticolis dit spasmodique, il n'existe pas d'examen anatomique précis indiquant dans cette affection l'existence de lésions des centres nerveux ou des nerfs périphériques.

Dans un cas de Ballance, le nerf excisé était normal. Rivington, Sutton admettent une sclérose du cerveau et de la moelle, mais sans appuyer cette assertion sur un examen histologique probant.

CHAPITRE IV

Symptômes.

Au point de vue clinique, le torticolis doit être divisé en : torticolis *aigu, chronique, intermittent.*

I. — TORTICOLIS AIGU

Les symptômes sont variables, suivant la cause et la forme du torticolis aigu. Quelques signes sont communs à toutes les variétés de torticolis aigus.

Dans le type le plus fréquent, succédant à l'action du froid et qualifié de *rhumatismal*, le début est ordinairement brusque. Assez souvent, le sujet qui s'était exposé récemment à un refroidissement, ayant eu un peu de fièvre et d'angine, quelquefois du délire, la veille ou la nuit précédente, se réveille avec une *douleur* dans la région du cou et du rachis cervical, assez vive, sourde au début, atteignant rapidement son summum d'acuité, bientôt suivie d'une attitude vicieuse de la tête.

La brusquerie du début et l'apparition rapide

des phénomènes douloureux appartiennent, d'après quelques auteurs, à la forme articulaire du torticolis rhumatismal.

Les mouvements, l'inclinaison forcée de la tête du côté opposé au torticolis, les moindres chocs, le contact, la chaleur du lit provoquent la douleur, assez souvent continue et spontanée.

La douleur spontanée est généralement peu intense, devient moins forte, disparaît même quelquefois complètement, lorsque la tête est bien immobilisée et repose sur l'oreiller.

Les caractères de la douleur, réveillée par les mouvements, disparaissant pendant le repos et l'immobilité, sont surtout en rapport avec la contracture douloureuse des muscles.

Le siège de la douleur est souvent difficile à localiser avec précision. Elle siège surtout au niveau des muscles contracturés, d'un côté ou des deux côtés du cou, exceptionnellement au niveau des muscles relâchés, s'irradiant souvent dans une zone assez étendue. Dans nos observations, nous avons presque toujours noté des points douloureux correspondant aux muscles contracturés.

Dans la forme *articulaire* du torticolis aigu, les points douloureux spontanés et à la pression siègent au niveau de la ligne médiane ou des parties latérales du rachis. La pression des interlignes articulaires, des apophyses épineuses et transverses, des masses latérales permet de reconnaître que l'affection rhumatismale douloureuse a son siège primitif dans les vertèbres cervicales.

La douleur est le plus souvent localisée au niveau des troisième et quatrième vertèbres cervicales, à la partie moyenne du rachis cervical; elle occupe souvent toute la hauteur de la colonne cervicale, elle est rarement notée au niveau des premières vertèbres cervicales.

La douleur constatée par la pression sur les masses latérales des vertèbres cervicales, protégées par les muscles postérieurs du cou, explique que l'on ait localisé la lésion dans ces muscles (torticolis postérieur), à une époque où la polyarthrite vertébrale rhumatismale était peu connue.

La douleur maxima siège quelquefois du côté opposé à l'inclinaison de la tête, au niveau de la convexité du rachis cervical (Robin et P. Londe).

Les douleurs spontanées disparaissent d'abord les premières et souvent rapidement. Les douleurs, à la pression ou sous l'influence des mouvements, persistent souvent pendant longtemps.

La raideur générale et l'immobilisation du cou, la gêne des mouvements du tronc sont surtout sous la dépendance de la douleur. Même lorsque l'articulation occipito-atloïdienne n'est pas atteinte, le sujet ne peut imprimer aucun mouvement au cou et à la tête. Le tronc est aussi atteint de raideur presque générale, les mouvements de flexion et d'extension sont difficiles et douloureux, les mouvements de torsion et de rotation sont fréquemment conservés.

L'*attitude vicieuse* de la tête est surtout en rapport avec la contracture musculaire douloureuse qui atteint le plus souvent le trapèze et le sterno-cléido-mastoïdien.

Dans le torticolis *articulaire*, la contracture siège sur le trapèze. D'après nos observations, un grand nombre de cas considérés comme des rhumatismes du trapèze (Beau), ne sont que des polyarthrites rhumatismales du rachis cervical. Le trapèze n'est pas atteint primitivement par le rhumatisme; en raison de l'arthrite vertébrale, il est en contracture réflexe secondaire.

Les attitudes de la tête et du cou varient suivant le siège du torticolis, suivant qu'un ou plusieurs muscles sont particulièrement contracturés à droite ou à gauche ou des deux côtés à la fois.

Dans la contracture d'un des muscles *sterno-cléido-mastoïdiens* (fig. 5 et 6) la tête en légère flexion est plus ou moins inclinée du côté malade, se rapprochant de l'épaule correspondante, l'épaule du côté opposé s'abaissant. La face est tournée du côté opposé. L'épaule correspondante au côté malade, la tête et le cou sont immobilisés par le sujet qui se meut tout d'une pièce.

Dans la contracture isolée du *trapèze* (Beau, Duchenne de Boulogne) la tête qui s'incline du côté malade est légèrement renversée en arrière, quelquefois en assez forte extension (fig. 7 et 8). D'après

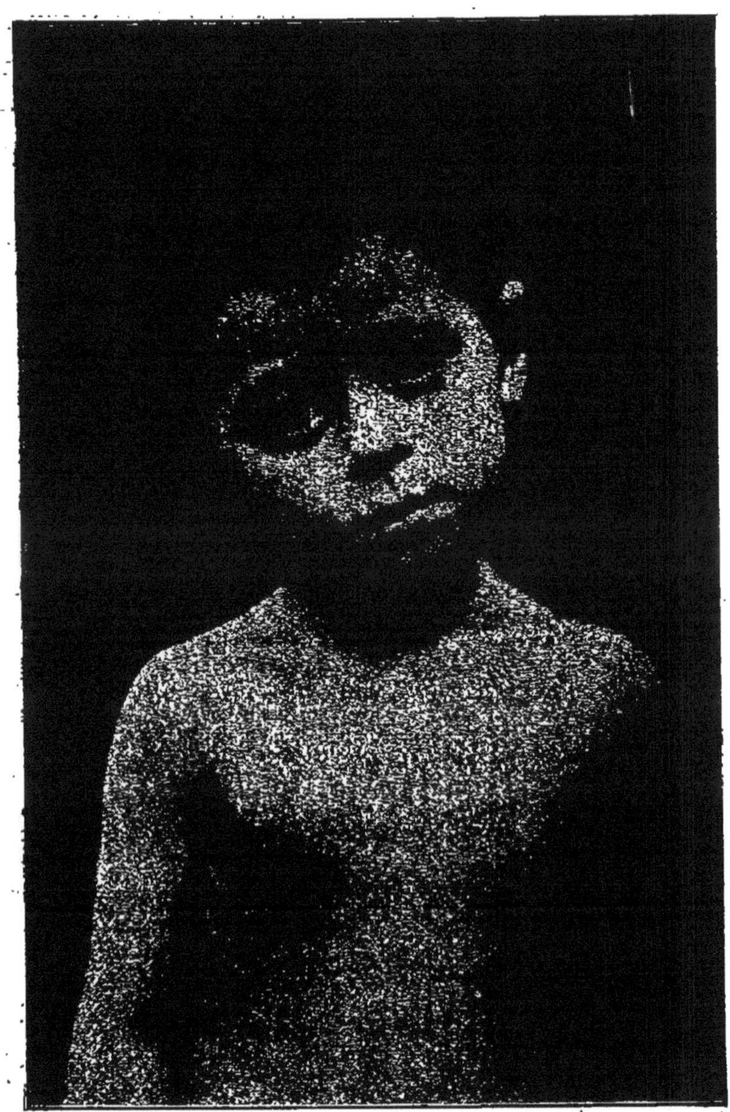

Fig. 5. — Torticolis aigu par contracture du sterno-cléido-mastoïdien droit. (D'après une photographie de notre collection.)

nos observations, cette attitude est due à la contracture secondaire du trapèze, conséquence d'une

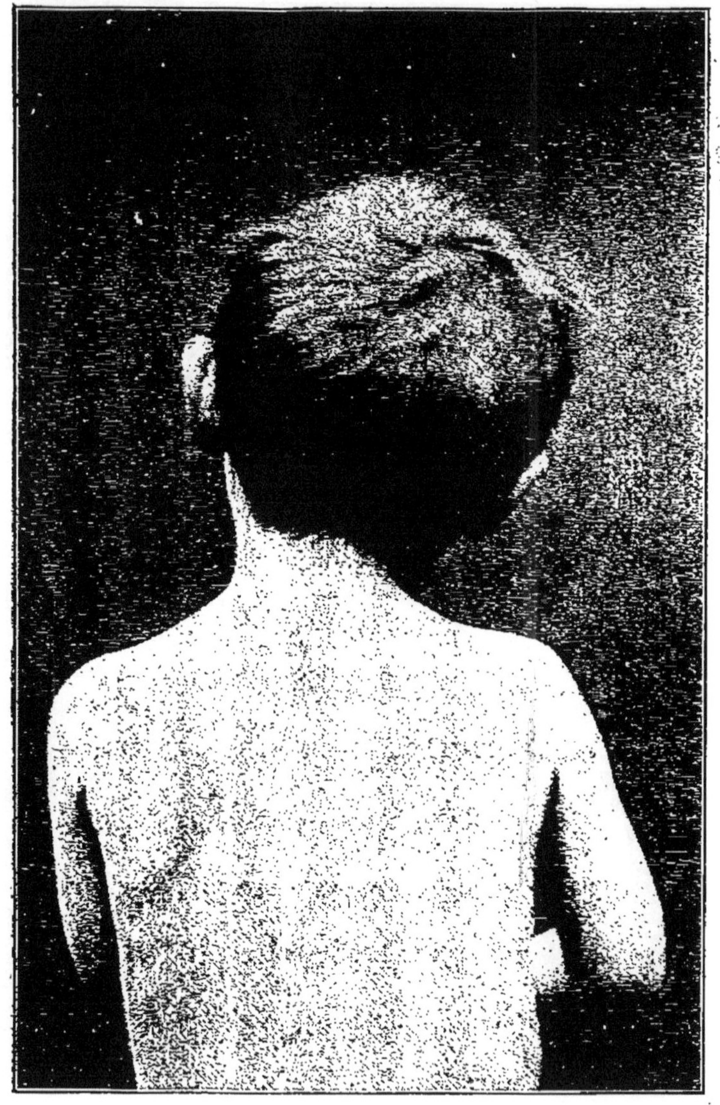

Fig. 6. — Le même sujet,
vu de dos.

polyarthrite cervicale rhumatismale. Dans quelques cas exceptionnels, la tête est inclinée en bloc, laté-

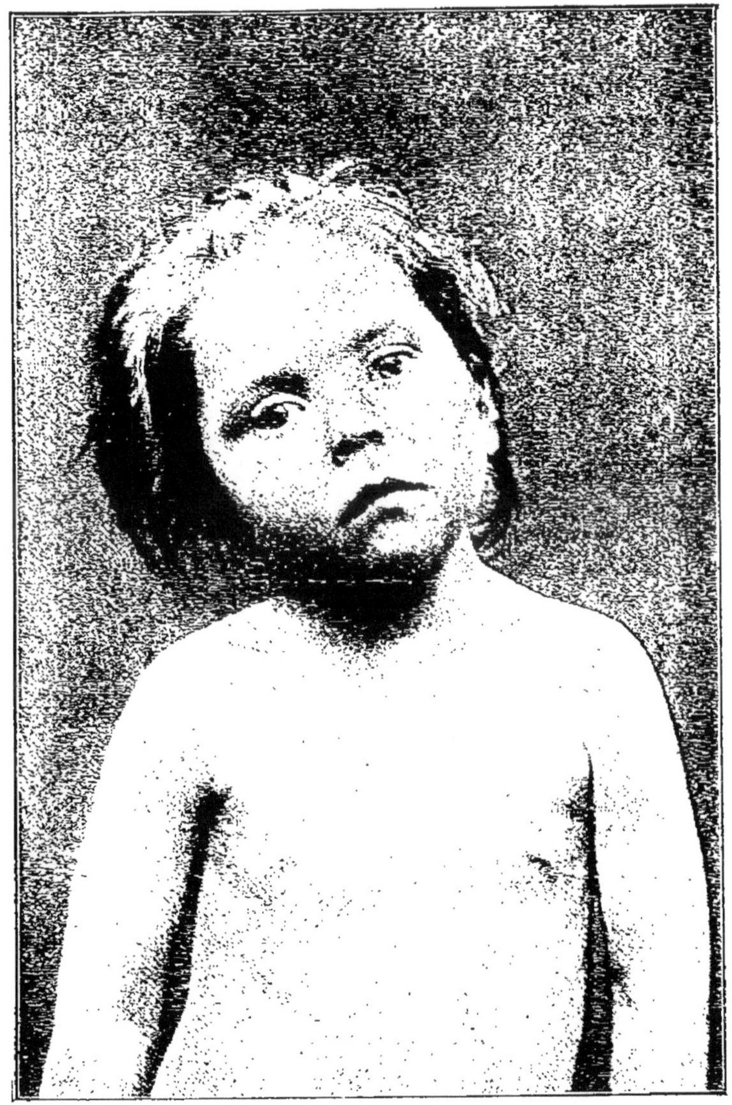

Fig. 7. — Torticolis aigu par contracture du muscle trapèze droit. (D'après une photographie de notre collection.)

ralement, sans rotation du côté opposé (Grancher). Robin et P. Londe ont publié l'observation d'un

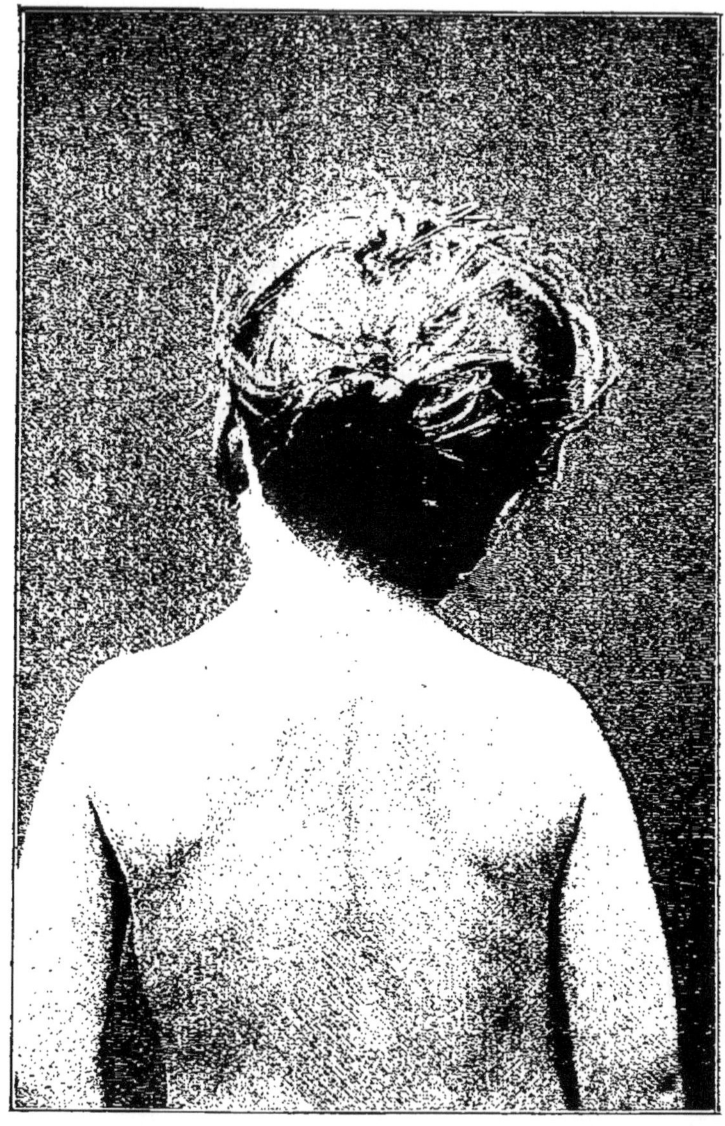

Fig. 8. — Le même sujet, vu de dos.

malade qui présentait l'attitude de la pachyméningite cervicale hypertrophique, la tête immobilisée dans le plan antéro-postérieur sans inclinaison latérale, sans torticolis.

Ces auteurs admettent que la tête est quelquefois inclinée du côté opposé à la lésion articulaire cervicale.

Nous indiquons plus loin (p. 92 à 96 et p. 112 à 116) les attitudes variées de la tête et du cou dans les torticolis par contracture du *peaucier*, du *splénius*, de l'*angulaire de l'omoplate*, etc.

Dans quelques observations, l'attitude de la tête varie à diverses périodes de la maladie : la tête, inclinée d'abord d'un côté, s'incline ensuite du côté opposé ou se place en extension (Cadet de Gassicourt). Cette variabilité est en rapport avec la mobilité du rhumatisme qui atteint successivement divers muscles ou diverses articulations vertébrales, du côté droit ou du côté gauche du cou.

A notre avis, les attitudes vicieuses de la tête et du cou, dans cette variété de torticolis aigu, sont sous la dépendance des contractures douloureuses réflexes des muscles cervicaux qui, dans un grand nombre d'observations, sont très nettement accusées.

Robin et P. Londe admettent que, dans quelques cas, l'attitude de la tête n'est pas sous la dépendance des muscles. L'attitude vicieuse doit, d'après ces auteurs, être considérée comme d'origine articulaire, les articulations vertébrales se plaçant dans la position relâchée de la moindre douleur. Les muscles contractés, non douloureux, sont seulement dans un état vigilant de contraction compensatrice, destinée à contre-balancer l'action de la pesanteur et à maintenir la tête qui se trouve dans un équilibre instable, par le fait de l'attitude vicieuse d'origine articulaire. Cette théorie, qui s'appuie sur la localisation précise de l'arthrite rhumatismale sur un des côtés du rachis, nous paraît difficile à admettre.

La déviation de la tête et de la face entraîne une série de déformations secondaires.

Les changements de direction des diverses parties de la face, l'aspect de la face, du cou, des épaules sont analogues à ceux notés dans le torticolis congénital (voir p. 77 et fig. 13).

Le thorax est saillant du côté du torticolis, convexe du côté opposé, surtout en arrière.

L'inspection du rachis indique l'existence d'une courbure cervicale à convexité tournée du côté opposé à l'inclinaison de la tête et une courbure de compensation de sens opposé de la colonne dorsolombaire.

Au niveau de la convexité du rachis cervical, on constate dans le torticolis articulaire une saillie assez notable constituée par les apophyses épineuses, avec gonflement et douleur.

Pendant toute la durée du torticolis aigu, on note de la fièvre avec des exacerbations, des frissons, du malaise, de l'insomnie. Les phénomènes fébriles, la contracture et la douleur diminuent, en général, au bout de quelques jours. La tête reprend bientôt sa position normale. La tête et le cou recouvrent tous leurs mouvements. Les récidives sont fréquentes. Dans quelques cas le torticolis devient persistant et passe à l'état chronique (Petit-Radel).

Signalons, comme complications rares du torticolis aigu, le *zona* cervical, les douleurs *pseudo-névralgiques* qui paraissent dus à la compression et à l'irritation des troncs nerveux dans leur passage dans les trous de conjugaison, la *pachyméningite cervicale* et les *lésions médullaires* (Marfan). Ces dernières complications s'observent surtout dans la forme subaiguë ou chronique de l'arthrite cervicale rhumatismale.

Dans le torticolis aigu par *entorse* ou par *rupture musculaire*, le début est brusque, le malade est surpris en pleine santé, à la suite d'un mouvement brusque et violent du cou.

La douleur occupe la région cervicale du rachis, au niveau de la partie médiane ou des parties latérales, s'irradiant du côté d'un des muscles trapèzes en contracture douloureuse secondaire. Dans le cas rare de rupture musculaire, la douleur siège au niveau de la lésion musculaire.

L'attitude de la tête, le siège des contractures diffèrent peu de ceux observés dans le torticolis articulaire aigu.

Dans la *luxation* en avant de l'atlas sur l'axis, la tête est en flexion inclinée d'un côté, avec légère rotation. En dehors des signes indiqués au diagnostic page 133, on note surtout une dépression notable entre l'atlas et l'axis au niveau de la nuque du sujet et une saillie pharyngienne.

Dans les torticolis aigus par *lésions inflammatoires* du cou, par *adénites*, par *lésions de l'œil* et de *l'oreille*, on observe, en dehors des contractures des muscles du cou et des déviations habituelles de la tête, quelques signes particuliers des lésions provocatrices.

Dans le torticolis par *irritation directe du nerf spinal* à son passage dans le trou déchiré postérieur, à la suite de fusées purulentes ou de thrombose de la veine jugulaire, on observe quelques symptômes particuliers (dyspnée, dysphagie, aphonie, congestion pulmonaire) indiquant la lésion du nerf spinal et quelquefois aussi du nerf pneumo-gastrique.

Torticolis oculaire. — Dans cette forme de torticolis, la tête prend une position en rapport avec les troubles visuels, suivant que la paralysie des muscles moteurs de l'œil ou l'affection oculaire siège à droite ou à gauche.

La tête et la colonne vertébrale peuvent, au début, être redressées sans difficulté. La rétraction définitive du sterno-mastoïdien ne se produit que lorsque l'affection est ancienne. (Voir *Diagnostic*, p. 138.)

Les figures 8 et 9, d'après Bradford et Lovett,

montrent la position la plus habituelle de la tête dans cette variété de torticolis.

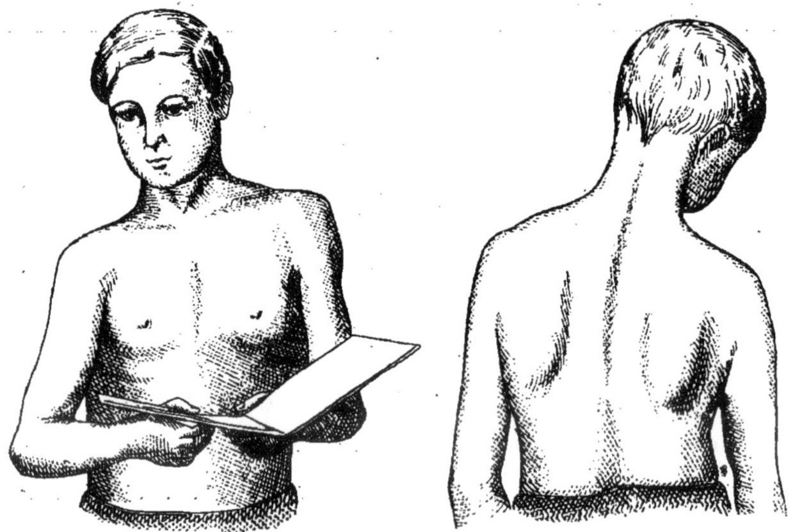

Fig. 9. — Torticolis oculaire. Position habituelle de la tête.

Fig. 10. — Le même sujet, vu de dos.

Torticolis auriculaire.— Les symptômes sont variables suivant la nature et la gravité de l'affection de l'oreille.

En général, la contracture porte sur les muscles antérieurs du cou (torticolis antérieur) ; elle est passagère, disparaissant dans le sommeil chloroformique. Dans quelques cas, on note de la raideur et de la contracture des muscles superficiels et profonds de la nuque, en particulier des muscles trapèzes (torticolis postérieur).

Le torticolis qui accompagne les otites suppuratives aiguës ou chroniques, les otorrhées, les poussées infectieuses sur l'aphophyse mastoïde est principalement caractérisé par un certain nombre de symptômes indiquant la propagation de l'inflammation aux méninges, au cerveau, aux os et tissus voisins.

A côté de la contracture du sterno-mastoïdien, on note une céphalalgie persistante, un état vertigineux, des vomissements, des frissons irréguliers, de la fièvre, des troubles du côté du fond de l'œil (Zaufal). L'apophyse mastoïde est douloureuse au toucher, les tissus voisins sont gonflés, œdématiés, etc.

Gellé a signalé l'allure spéciale des otites suppuratives et de leurs complications souvent accompagnées de torticolis, chez les enfants en bas âge. Ces affections sont signalées par des douleurs vives exagérées pendant les mouvements et le renversement de la tête, siégeant principalement au niveau des muscles de la nuque, avec cris, délire et hallucinations à exacerbations nocturnes. Le torticolis est peu apparent; cachée par les autres symptômes dominants, l'otite doit être recherchée avec soin.

Dans quelques cas le torticolis se présente avec des allures bénignes, paraissant exister à l'état isolé et être d'origine rhumatismale. Les lésions otiques et leurs complications, sous la dépendance desquelles il se trouve, ne se manifestent dans ces cas que par des signes atténués qui peuvent faire méconnaître la véritable cause.

Assez rarement, enfin, la surdité succède au torticolis et à une affection non suppurative de l'oreille, sans qu'aucun symptôme important ou spécial ait attiré l'attention du côté de cet organe (Gellé). Dans le torticolis par lésion labyrinthique, très rare, on note les signes habituels du vertige de Ménière (Gellé).

II. — TORTICOLIS CHRONIQUE

I. *Torticolis congénital.* — Le torticolis congénital est caractérisé par une attitude vicieuse de la tête et de la colonne vertébrale cervicale, variable suivant les muscles cervicaux atteints de rétraction.

Lorsque le sterno-cléido-mastoïdien est rétracté, l'extrémité céphalique se dévie dans les trois sens, autour des diamètres antéro-postérieur, vertical et horizontal.

La tête est inclinée vers l'épaule correspondant au muscle rétracté, généralement en flexion et en rotation, la face tournée du côté opposé.

L'inclinaison de la tête et le mouvement de rotation sont plus ou moins marqués suivant les cas.

Assez souvent la difformité est constituée par une très légère déviation de la tête et une contracture peu marquée des muscles sterno-mastoïdiens.

Dans les torticolis très prononcés (fig. 11 et 12), la tête est généralement déformée dans son ensemble du côté de la difformité, au delà de la ligne médiane. Son poids repose du côté malade.

Dans les torticolis peu prononcés, toute la tête est

souvent au contraire déplacée du côté sain (J. Guérin, Nicoladoni) (fig. 13 et 14).

Une ligne verticale prolongeant le menton indique assez exactement le degré de la difformité, cette ligne tombe en général sur le creux sus-sternal ou sur l'articulation sterno-claviculaire du côté sain.

Toutes les parties de la face suivent le mouvement d'inclinaison de la tête. Le menton se porte en avant et en bas. L'abaissement du menton est en rapport avec la flexion de la tête, presque constante, d'après nos observations, dans le torticolis congénital. Le lobule de l'oreille et l'apophyse mastoïde du côté du torticolis se rapprochent de la ligne des contours cervico-scapulaires et sont plus ou moins éloignés de l'épaule correspondante.

La ligne menée, des deux côtés, du lobule de l'oreille à l'acromion, donne des renseignements assez précis sur le degré de la difformité et surtout sur le déplacement de l'ensemble de la tête par rapport à l'axe du corps.

La verticale descendant de la pointe du lobule de l'oreille passe, dans les torticolis marqués, sur la clavicule un peu en dedans de son milieu.

Toute la face est inclinée et tirée, suivant une ligne oblique de bas en haut et de gauche à droite, si le torticolis est à droite, et inversement, si le torticolis est à gauche.

Les yeux ne sont plus situés sur un même axe transversal. Les sourcils, les paupières et l'œil du

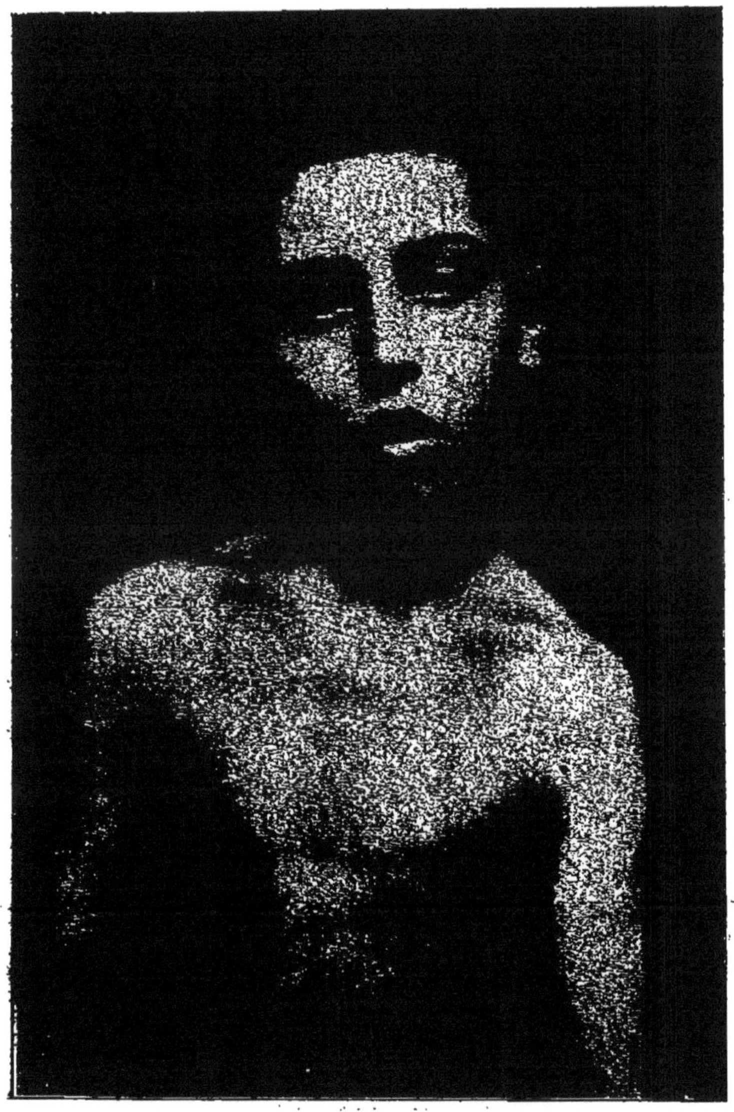

Fig. 11. — Torticolis congénital très prononcé par rétraction du muscle sterno-cléido-mastoïdien droit. (D'après une photogr. de notre coll.)

côté rétracté sont plus ou moins abaissés. L'angle externe tend cependant quelquefois à se redresser

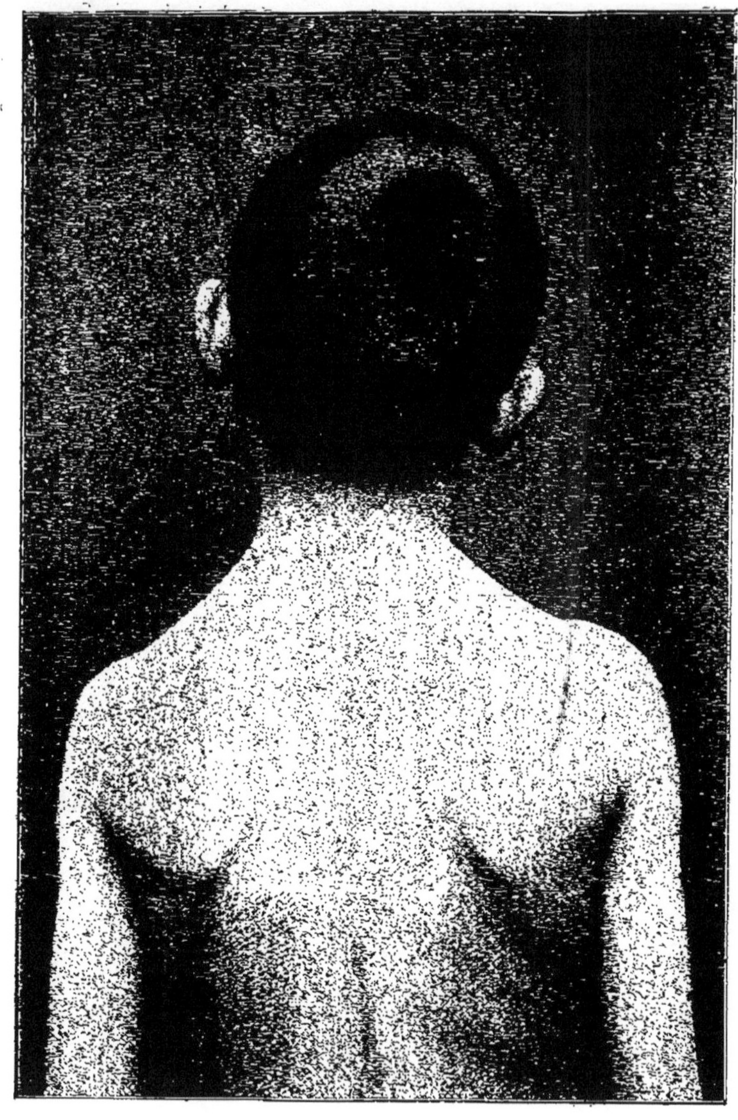

Fig. 12. — Le même sujet,
vu de dos.

au lieu de s'incliner obliquement comme les autres organes, de telle sorte que les axes transversaux des deux yeux restent parallèles, mais ils sont à des hauteurs différentes, *en escalier* (J. Guérin).

La joue du côté du torticolis est moins saillante, elle semble s'étaler du côté sain.

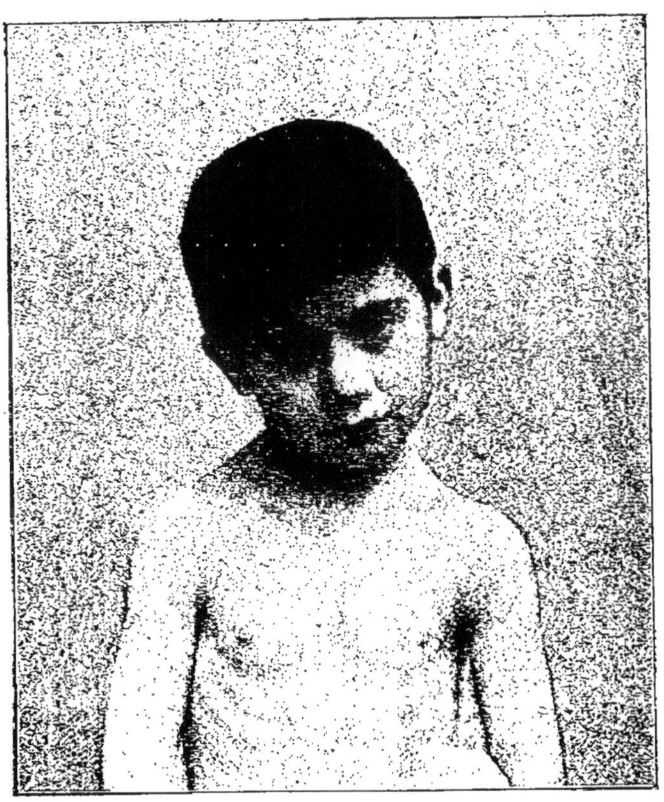

Fig. 13. — Torticolis congénital avec difformité moyenne par rétraction du sterno-cléido-mastoïdien du côté droit. (D'après une photographie de notre collection.)

L'oreille est souvent plus petite du côté du torticolis.

Le nez paraît plus petit, se déviant obliquement, de sa racine à sa pointe, du côté malade. Il est plus bombé du côté du torticolis et sa cloison nasale est inclinée de ce côté formant une convexité qui rétrécit la narine correspondante.

L'ouverture des lèvres est oblique; la commissure, du côté du torticolis, est tiraillée et abaissée.

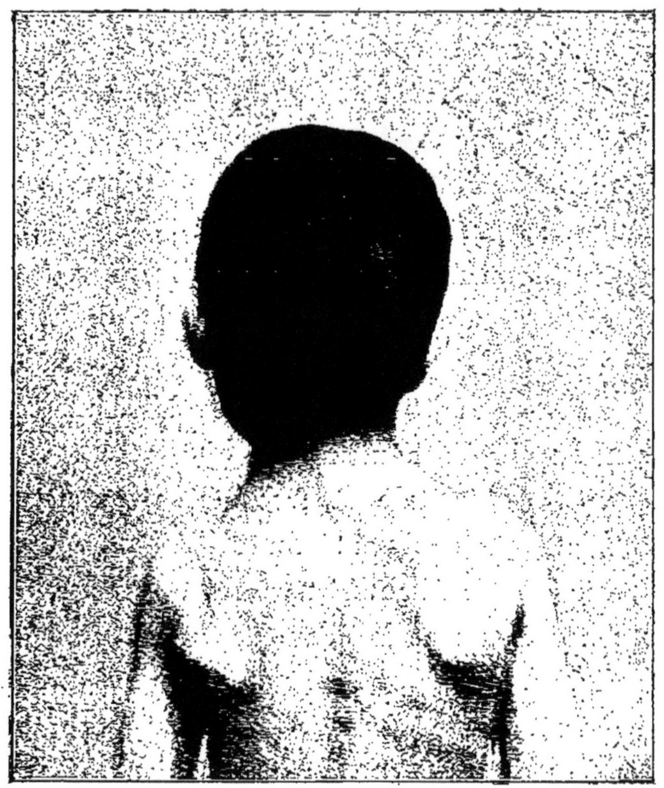

Fig. 14. — Le même, vu de dos.

Dans les torticolis anciens, on constate souvent une asymétrie prononcée de la face et du crâne, en rapport avec l'atrophie de ces régions du côté du torticolis, signalée dans l'anatomie pathologique.

Toute la moitié de la face du côté du torticolis est

atrophiée. De ce côté, la pommette, l'arcade sourcillière sont moins saillantes, aplaties. La moitié du maxillaire inférieur, qui s'incline du côté du torticolis, présente une atrophie marquée, principalement au niveau de son angle et de sa branche montante qui est plus courte que celle du côté opposé.

L'hémiatrophie faciale siège le plus souvent, ainsi que le torticolis congénital, à droite.

Dans les cas d'atrophie peu marquée, on découvre facilement l'asymétrie de la face en faisant regarder le sujet dans un miroir. (C.-H. Golding Bird.)

Le crâne est atrophié du côté de la difformité et paraît plus développé du côté opposé. Il prend dans quelques cas « la forme oblique ovalaire analogue à celle du bassin du même nom » (Dubreuil).

Les bosses pariétale et frontale sont moins saillantes et atrophiées du côté du torticolis.

Le cou est plus court, concave, excavé, avec des plis transversaux de la peau, accentués du côté du torticolis. Le côté opposé du cou est au contraire saillant et parait allongé. Par les manipulations et les tentatives de redressement, on n'arrive à corriger l'attitude vicieuse que dans une très faible mesure. Pendant ces manœuvres, le muscle sterno-cléido-mastoïdien devient très saillant, se porte en avant formant à sa partie inférieure deux cordes se dessinant sous la peau, la seconde et la plus externe est plus large que la première; elles sont séparées par une dépression profonde. Si le faisceau sternal est seul atteint, on constate, en arrière du muscle, un creux profond, limité dans quelques cas par la portion claviculaire du muscle légèrement tendu, mais en nappe.

La rétraction très accentuée d'un faisceau peut masquer la rétraction moindre du faisceau voisin et ce n'est qu'après la section d'un faisceau que la rétraction du faisceau voisin devient apparente (J. Guérin).

Par la palpation, on sent le faisceau voisin rétracté, vibrant sous les doigts pendant les mouvements de redressement.

D'après Volkmann, on peut percevoir sur le corps du muscle un épaississement, une sorte de callosité correspondant aux foyers de sclérose qu'il a décrits.

La réaction électrique du muscle est diminuée (Fischer), souvent abolie (F. Guyon).

La contractilité des autres muscles de la face et du cou est souvent normale.

Dans quelques cas, l'inspection du cou n'indique aucune saillie au niveau du sterno-mastoïdien. Le relief et la saillie du muscle n'apparaissent que pendant les mouvements de redressement (Duval).

Les autres muscles du cou, du côté du torticolis, sont quelquefois raccourcis, résistants, mais ne présentent jamais la tension et la dureté observées au niveau du sterno-mastoïdien.

Les muscles du côté sain sont allongés ; le sterno-cléido-mastoïdien de ce côté est étalé et porté en arrière.

Le sommeil chloroformique ne modifie pas la

déviation vicieuse du cou et ne fait pas disparaître la contracture du sterno-mastoïdien.

Le tronc présente un mouvement d'inclinaison, souvent très marqué dans les torticolis anciens et prononcés.

L'inclinaison se fait en général du côté opposé au torticolis, quelquefois du même côté (Vallin). Le sternum prend une direction oblique correspondant à cette inclinaison.

Le thorax est excavé en arrière du côté incliné, bombé en avant du côté opposé.

L'articulation sterno-claviculaire, du côté du torticolis, est située un peu plus bas que celle du côté du torticolis.

La clavicule est plus saillante, plus courbée à sa partie moyenne du côté du torticolis.

L'épaule et l'omoplate sont plus élevées du côté du torticolis. L'épaule du côté opposé semble plus courte, son diamètre transversal est diminué, la base du cou étant rejetée de ce côté (J. Guérin).

Dans le type de torticolis, avec inclinaison prononcée et déplacement de la tête du côté malade, l'épaule, du côté opposé à la difformité, paraît plus allongée.

Le bassin offre souvent aussi un mouvement d'ascension, d'inclinaison et de rotation, se traduisant par l'élévation des épines iliaques antérieures et supérieures, le raccourcissement apparent et l'écartement de l'un des membres inférieurs s'éloignant de l'axe du corps, suivant une ligne oblique.

Ces derniers symptômes sont sous la dépendance des scolioses dorsales et lombaires de compensation.

On note, dans quelques cas, une asymétrie et une atrophie de toute la moitié du corps, du côté du torticolis (J. Delpech). Golding Bird a constaté dans un cas une diminution de volume du pied et de la main du côté du torticolis.

L'examen du sujet, *vu de dos*, indique des difformités correspondantes à celles notées le sujet étant examiné de face (voir fig. 12 et fig. 14).

Il permet de se renseigner sur l'existence des scolioses qui jouent un rôle capital dans le pronostic et le traitement du torticolis congénital.

La colonne vertébrale dans la région cervicale suit le mouvement d'inclinaison de la face et se dévie, formant une scoliose à convexité du côté opposé au torticolis, variable suivant le degré de la difformité.

La courbure scoliotique à convexité, dirigée du même côté que la courbure cervicale, s'étend souvent à la région dorsale.

D'autres fois la scoliose cervicale est compensée par une scoliose dorsale et quelquefois lombaire.

La scoliose dorsale offre dans ces cas une courbure à convexité dirigée du côté du torticolis.

La scoliose cervicale est fixe, rigide, se redressant difficilement, à l'inverse des scolioses dorsales et lombaires qui présentent souvent les caractères des fausses scolioses.

Les déviations vertébrales varient suivant l'ancienneté, et surtout la forme du torticolis. A. Lorenz a justement insisté sur ce point. Avec cet auteur, on doit distinguer deux types de torticolis.

Dans le *premier type* avec inclinaison marquée, la tête est dans l'attitude représentée dans nos figures

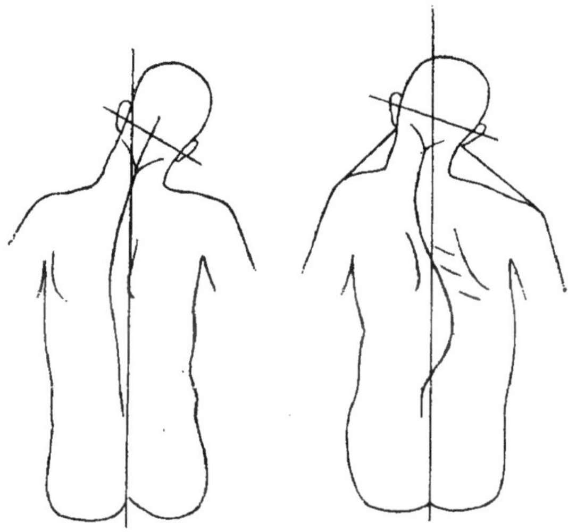

Fig. 15. — Type I. Fig. 16. — Type II.

11 et 12, elle est déplacée dans son ensemble du côté de la difformité, au delà de la ligne médiane. Son poids repose du côté malade.

La scoliose est cervico-dorsale, convexe du côté opposé aux parties rétractées. Les deux courbures sont dans le même sens. Il existe quelquefois une légère courbure dorsale.

Dans le *deuxième type*, beaucoup plus fréquent (fig. 13 et 14), la tête est légèrement inclinée; le lobule de l'oreille est un peu incliné du côté rétracté et paraît plus bas que celui de l'oreille du côté opposé; les mensurations n'indiquent pas cependant qu'il soit plus rapproché de l'épaule correspondante que le lobule de l'oreille, de l'épaule du côté opposé. La tête est inclinée du côté malade, mais dans son ensemble elle est déplacée du côté sain. Ce déplacement détermine la direction de la déviation latérale du segment dorsal du rachis. Le déplacement du tronc du côté opposé au muscle rétracté entraîne une déviation convexe de ce côté sur le *segment dorsal* du rachis.

Les schémas (fig. 15 et 16) de Lorenz indiquent bien la position de la colonne vertébrale dans ces deux types.

Le torticolis est supposé siéger à droite dans les deux cas.

Dans le type I, le poids du corps est déplacé du côté malade; la scoliose cervicale et dorsale est, dans le même sens, concave du côté malade.

Dans le type II, plus fréquent, le poids de la tête est déplacé du côté sain, la scoliose dorsale se fait dans une direction opposée à celle de la scoliose cervicale : celle-ci est concave du côté malade, celle-là est concave du côté sain.

Le déplacement de la tête du côté sain peut s'expliquer par la tendance qu'a le malade à donner à la tête une position telle que le raccourcissement musculaire gêne le moins possible le redressement de la tête ou bien par le mécanisme d'exagération graduelle de la scoliose cervicale.

Lorenz admet que ces deux types de torticolis, avec déviations vertébrales spéciales, ne sont que des phases différentes de développement du torticolis. La deuxième forme peut se développer consécutivement à la première.

Dans le premier type, le torticolis doit être considéré comme une scoliose primitive *sans compensation occipitale*. Par ce terme, *compensation occipitale*, l'auteur désigne les mouvements qui se passent au niveau des articulations occipitales, dans le but de corriger l'attitude scoliotique de la tête. La tête conserve son inclinaison latérale, son centre de gravité est déplacé du côté de l'inclinaison et la scoliose dorsale consécutive est dirigée dans le même sens.

Le second type de torticolis n'est au contraire *qu'une scoliose cervicale primitive avec compensation occipitale partielle*. La compensation partielle n'est cependant pas possible par une simple flexion latérale des articulations occipitales ; elle ne peut se faire qu'indirectement, c'est-à-dire par augmentation graduelle de la courbure cervicale ; de cette façon la tête est déplacée du côté de la convexité de cette courbure et les points d'insertion du muscle sont situés sur une même ligne verticale, d'où redressement relativement plus ou moins considérable de la tête.

L'inclinaison relativement faible de la tête peut tromper et faire croire à une difformité légère, alors que la déviation du rachis est très marquée, difficilement curable.

Nous n'insisterons pas sur les déformations du thorax, des angles costaux et des lombes, sur l'asymétrie des omoplates, etc., qui sont la conséquence des scolioses dorsales et lombaires.

Citons enfin quelques troubles fonctionnels ou des sens fréquemment observés dans le torticolis congénital.

Notons que les sujets atteints de cette difformité sont dans l'impossibilité de redresser la tête, mais peuvent faire des mouvements de flexion, d'extension et exagérer l'inclinaison, du côté du torticolis, par la contraction des muscles non rétractés.

Les muscles cervicaux du côté sain sont souvent moins puissants, et cette parésie a été attribuée par Broca à l'atrophie de l'hémisphère cérébral du côté opposé.

Dans quelques cas, les sujets ont une démarche embarrassée (J. Delpech). Un des membres inférieurs, en général celui du côté opposé du torticolis, s'écarte obliquement de la ligne médiane du corps et paraît raccourci. Ce symptôme est sous la dépendance de la scoliose lombaire de compensation.

La douleur est nulle à l'état de repos et ne se réveille que pendant les efforts de redressement. Le strabisme, la diminution de l'acuité visuelle d'un œil sont fréquents. Ces troubles oculaires qui sont la conséquence de la position anormale des deux yeux qui gêne la vision binoculaire, ne doivent pas être confondus avec ceux signalés dans le torticolis oculaire, qui sont primitifs et la cause directe de l'inclinaison de la tête. Il est logique d'admettre que les anomalies visuelles du torticolis congénital sont une cause d'aggravation de la difformité.

Broca a signalé chez un de ses malades, qui présentait une hémiatrophie cranio-faciale prononcée, une diminution de l'acuité visuelle et auditive.

La sensibilité gustative, d'après Boursier, est diminuée. Les mouvements du larynx, la déglutition sont difficiles. La parole et surtout le chant (Couillard-Labonnote) sont quelquefois modifiés.

La température locale du côté atrophié de la face et du tronc est plus basse de 2 à 6 dixièmes que celle du côté sain (Broca, T. Weiss).

Nous avons très souvent constaté dans les cas de torticolis anciens, l'abaissement de la température du côté atrophié, principalement marqué au niveau du cou et de la tête. Nous avons très souvent trouvé aussi cette hypothermie dans toutes les difformités considérables et anciennes de la colonne vertébrale, surtout dans la région cervicale, dans lesquelles la compression des parties correspondantes aux concavités des courbures a pour effet constant de les frapper d'atrophie et de gêner leur innervation et leur circulation.

Nos recherches spirométriques nous ont indiqué une diminution très notable de la capacité pulmonaire dans quelques torticolis anciens prononcés. La moitié de la poitrine du côté du torticolis se dilaté moins que celle du côté sain. Les troubles respiratoires sont dus à l'inclinaison du cou et à la déviation du larynx, et aussi peut-être au défaut d'action des muscles profonds du cou du côté du torticolis dont les insertions sont rapprochées (Stromeyer).

Les tracés sphygmographiques du pouls des carotides, à leur partie supérieure, indiquent la gêne de la circulation, la compression et l'atrophie de ces vaisseaux du côté du torticolis. Les différentes parties du tracé du pouls de la carotide du côté du torticolis sont moins accentuées que les mêmes parties du tracé du pouls de la carotide du côté sain (Vergoz).

L'état général est souvent mauvais; les sujets se nourrissent et respirent mal, maigrissent, présentent un aspect malingre caractéristique.

L'intelligence peut être diminuée. Les troubles intellectuels, assez rares, ont été attribués par Broca au développement inégal des hémisphères cérébraux et à l'atrophie du cerveau du côté du torticolis.

II. *Torticolis chronique ou permanent acquis.* — Les symptômes du torticolis chronique acquis varient suivant les muscles du cou qui sont atteints et suivant la cause de l'affection.

Dans le torticolis chronique congénital, la contracture et la rétraction portent presque toujours sur les sterno-cléido-mastoïdiens, dans le torticolis chronique acquis, on observe au contraire un grand nombre de variétés de déviations, sous la dépendance des contractures des muscles des régions antérieure ou postérieure du cou. Dans cette forme de torticolis, la contracture est souvent localisée sur plusieurs muscles.

Nous signalons (p. 112 à 116) la position différente de la tête suivant les muscles atteints de contracture. Citons quelques particularités dépendant de la rétraction de quelques muscles ou de l'association de plusieurs muscles à la contracture.

La rétraction isolée des *peauciers* (Lang, Dubreuil, Dieffenbach) est exceptionnelle.

Très rarement la rétraction atteint simultanément *les deux muscles sterno-mastoïdiens* (J. Guérin, Bouvier). Si la rétraction est égale dans les deux muscles, la tête et le cou s'inclinent directement en avant. Le plus souvent la rétraction est plus marquée d'un côté, la tête s'incline en avant, mais aussi du côté le plus rétracté avec un léger degré de rotation de la face du côté opposé.

Dans la rétraction isolée du *faisceau claviculaire*, assez rare, la rétraction atteignant en général les deux faisceaux du muscle sterno-mastoïdien, moins prononcée en général sur le faisceau claviculaire, la tête est non seulement inclinée du côté atteint, mais encore en rotation du côté opposé (Guérin, Bouvier, Philipps). Cette rotation, attribuée par quelques auteurs à la contraction du faisceau sternal, produite instinctivement par ce sujet, présentant une inclinaison latérale de la tête, dans le but de ramener les axes visuels dans l'axe de gravité du corps, est plus vraisemblablement due à la contracture de la portion superficielle du chef claviculaire (chef cléido-occipital) (Maubrac).

La rétraction du *trapèze* coïncide souvent avec celle du sterno-cléido-mastoïdien. Elle n'atteint en général qu'une portion du muscle, soit son bord antérieur, soit sa partie inférieure ou claviculaire, soit sa partie supérieure (V. Duval), et n'apporte pas de modification importante dans la forme habituelle de la difformité. Cette rétraction du trapèze n'est constatée le plus souvent qu'après la section chirurgicale du sterno-cléido-mastoïdien.

Dans une observation de contracture isolée du faisceau claviculaire du trapèze droit publiée par Duchenne de Boulogne, en dehors de l'attitude spéciale due à la contracture du trapèze, il existait une saillie du sterno-mastoïdien gauche qui, d'après cet auteur, dépendait du déplacement en masse de la tête à gauche, déplacement qui s'était produit comme pour contre-balancer le déplacement du centre de gravité de la tête, inclinée à gauche

Dans une observation de double rétraction de la moitié supérieure des *deux trapèzes* (V. Duval), la tête et les épaules étaient attirées en arrière, la tête fortement renversée.

Nous indiquons plus loin la position de la tête dans la contracture du *splénius*, de l'*angulaire,* du *trapèze*, du *rhomboïde*, etc., des muscles postérieurs de la nuque (*torticolis postérieur*).

Duchenne a signalé la contracture du *splénius* droit (fig. 17) et de l'*angulaire* de l'*omoplate* droit

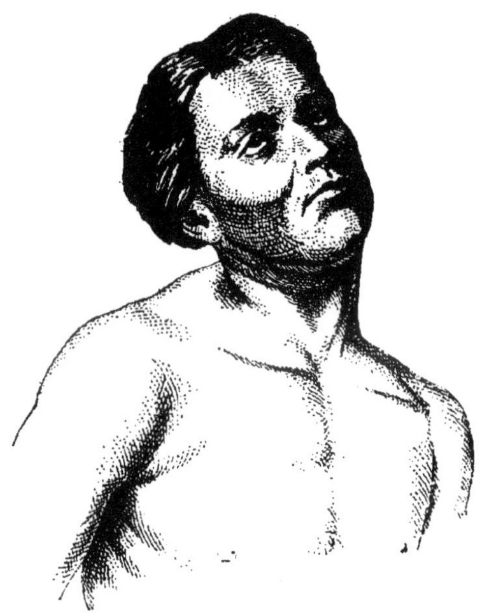

Fig. 17. — Torticolis par contracture du splénius droit.

et Dubreuil celle du *scalène antérieur* et du faisceau céphalique du *splénius*.

Le splénius est presque toujours atteint en même temps que le trapèze. Dans ces cas la face est tournée du côté opposé à la lésion, il y a exagération de l'extension et de la rotation de la tête. Le muscle trapèze fait une saillie notable dans sa position contracturée.

La contracture du splénius offre quelques points

de ressemblance avec la contracture de la portion claviculaire du trapèze.

Dans les deux cas, la tête est inclinée en arrière, et du côté contracturé, mais dans la contracture du

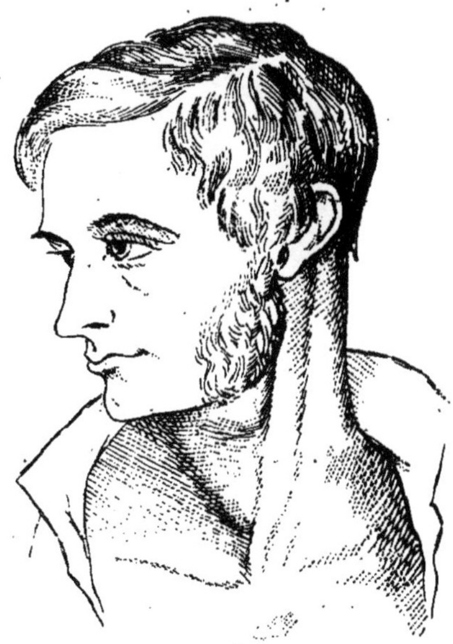

Fig. 18. — **Torticolis par contracture du muscle splénius droit et du sterno-cléido-mastoïdien gauche.**

splénius elle est tournée du côté rétracté, tandis que dans le torticolis par lésion du trapèze elle est tournée du côté opposé.

La différence des reliefs musculaires permet du reste de distinguer ces deux affections.

La figure 18, d'après Debout, représente un cas de torticolis spasmodique par contracture du muscle *splénius* droit et *sterno-mastoïdien* gauche. La tête a subi un mouvement de rotation de quart de cercle; le menton est porté au niveau de l'épaule droite, l'occiput tourné à gauche. Le sterno-cléido-mastoïdien est en saillie très prononcée. Il existait des contractions spasmodiques à intervalles rapprochés. Le sujet pouvait avec la main placer sa tête dans la rectitude. Ce cas doit donc rentrer dans la catégorie des torticolis spasmodiques et dans la variété dite torticolis mental.

Lorsque l'*angulaire* de l'omoplate est pris en même temps que le sterno-mastoïdien, on constate une augmentation de l'inclinaison latérale et de la rotation.

Dans le torticolis par contracture des *scalènes,* bien étudié par Dubreuil, la tête est en forte inclinaison latérale du côté du torticolis. Les scalènes sont saillants, en forte tension.

Il existe souvent de l'asymétrie oculaire (Dubreuil). L'axe de l'œil, du côté du torticolis, est manifestement au-dessous de l'axe de l'œil du côté sain.

III. *Torticolis articulaire chronique.* — Dans cette variété qui succède généralement à la forme aiguë, et qui est sous la dépendance de l'arthrite des vertèbres cervicales, fréquemment d'origine rhumatismale, on note des phénomènes de contracture principalement localisés dans les muscles postérieurs du cou. La plupart des cas, décrits sous le nom de *torticolis postérieur* (Delore, Bobichon), doivent être considérés comme des torticolis articulaires.

Les phénomènes douloureux, très marqués au

début de l'affection dans sa période aiguë ou subaiguë, peuvent persister pendant un temps plus ou

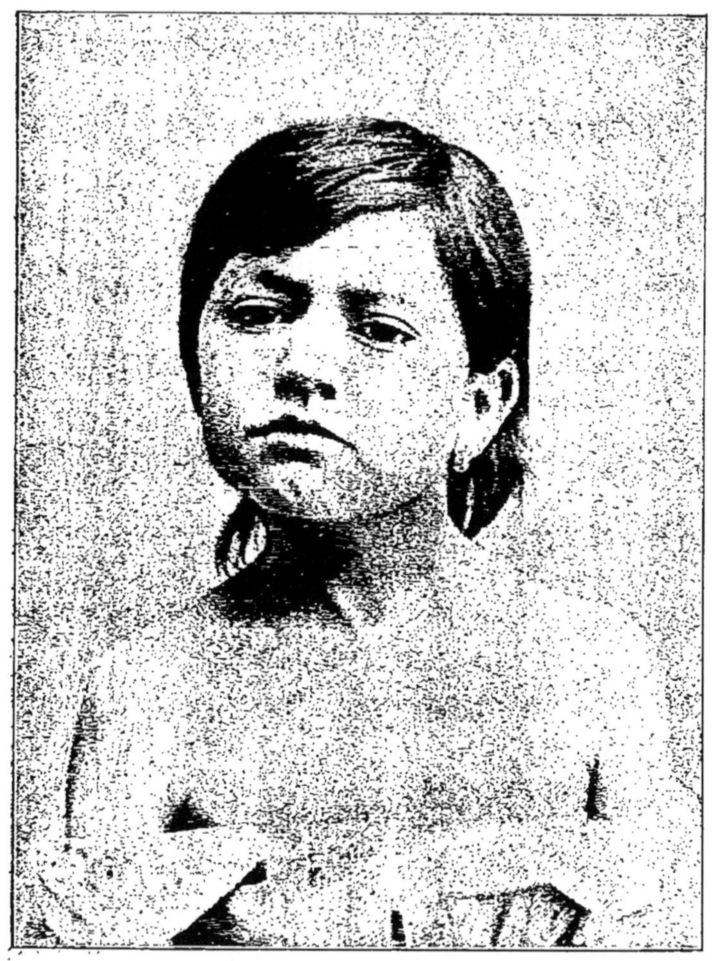

Fig. 19. — Torticolis articulaire chronique rhumatismal du côté gauche. (D'après une photographie de notre collection.)

moins long se produisant souvent par poussées, par crises, accompagnées de fièvre et se localiser dans la portion cervicale du rachis.

Les pressions au niveau des vertèbres, sur les apophyses et sur les parties latérales, indiquent des points douloureux limités et précis.

La douleur, exaspérée par les mouvements et les pressions, s'irradie souvent dans les régions voisines, l'épaule, le membre supérieur, et siège souvent sur les muscles contracturés voisins.

Les caractères de la déviation reproduisent en général ceux du torticolis par rétraction des divers muscles du cou. Le plus souvent, les muscles postérieurs, principalement les trapèzes, étant contractés, la tête s'incline en arrière avec rotation prononcée du côté atteint (fig. 19).

La face est tournée du côté opposé au torticolis, souvent, suivant la juste remarque de Bouvier, la tête est en rotation du même côté que l'inclinaison, ce qui ne s'observe jamais dans le torticolis purement musculaire.

Chez quelques sujets, la tête est en forte flexion en avant, le menton très rapproché du sternum et de la paroi thoracique antérieure (fig. 20 et 21).

(Dans le cas représenté dans ces figures, il s'agissait bien évidemment d'un torticolis articulaire dont l'origine rhumatismale était accusée par diverses manifestations de cette diathèse.)

Les muscles du côté de la déviation sont durs, de consistance fibreuse, très notablement atrophiés si la maladie est ancienne.

Les muscles du côté opposé à l'inclinaison font une

saillie considérable due à leur refoulement en arrière par la convexité de la colonne cervicale, et par les apophyses transverses des vertèbres qui ont subi une rotation sur leur axe.

Les muscles sterno-cléido-mastoïdiens sont habituellement relâchés et ne se tendent que pendant les efforts de redressement.

Le sommeil anesthésique fait disparaître la contracture des muscles, laissant persister la raideur articulaire.

L'atrophie des muscles, lorsque l'affection est ancienne, est généralement très marquée, unilatérale, affectant le côté dont les articulations sont atteintes

Les attitudes vicieuses sont plutôt dues à des déformations osseuses et à des adhérences fibreuses entre les surfaces, qu'aux contractures musculaires qui disparaissent souvent à une période avancée de la maladie.

La colonne cervicale présente, du côté rétracté, une concavité très accusée, et une courbure de compensation concave du côté sain à l'extrémité supérieure de la colonne dorsale (fig. 21).

La convexité du rachis cervical peut être très marquée, et en imposer pour des lésions prononcées des vertèbres, d'autant plus que l'empâtement unilatéral et les douleurs, à ce niveau, sont fréquentes.

Les mouvements d'extension, de flexion, d'inclinaison, de rotation de la tête et du cou sont à peu près

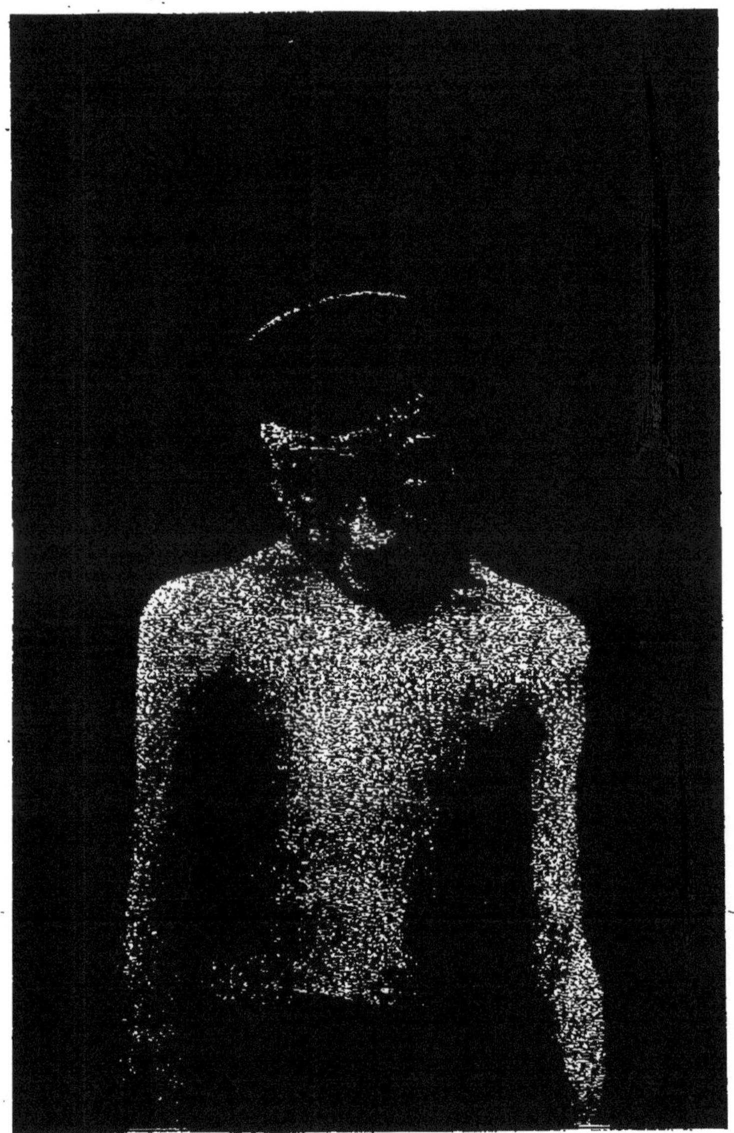

Fig. 20. — Torticolis articulaire chronique rhumatismal du côté droit. (D'après une photographie de notre collection.)

abolis. La colonne vertébrale cervicale est souvent absolument rigide et immobile. En plaçant les doigts

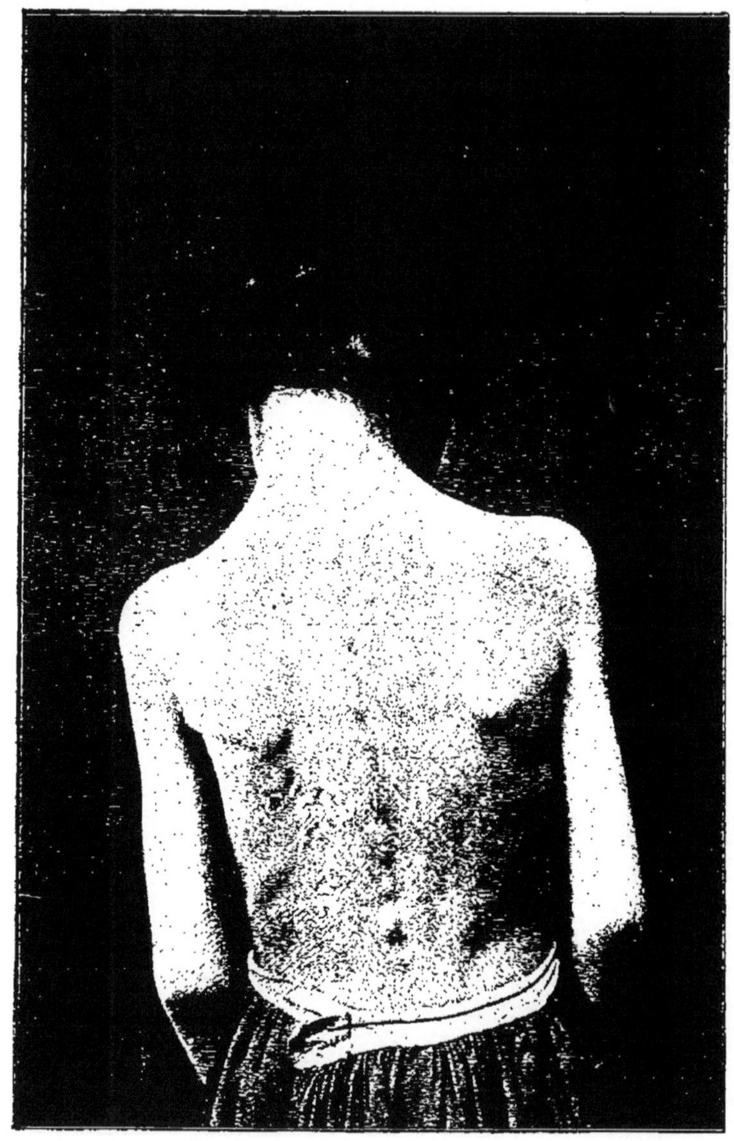

Fig. 21. — Le même sujet, vu de dos.

au niveau des apophyses épineuses, on constate que les mouvements provoqués du cou se passent au-dessus et au-dessous de la partie malade. Il est à remarquer que l'immobilité du rachis est moins absolue que dans le torticolis osseux du mal de Pott.

Les mouvements incomplets sont parfois accompagnés de douleurs plus vives que dans le mal de Pott (Lannelongue). On perçoit souvent des craquements pendant les mouvements et les tentatives de redressement.

Dans les arthrites des premières vertèbres cervicales, dans l'*arthrite occipito-atloïdienne* (Dally), principalement caractérisée par une subluxation rapide de l'occipital sur l'atlas, suivie d'ankylose, la tête prend au début une attitude vicieuse, en torticolis, qui devient bientôt définitive, si le traitement est négligé.

La flexion de la tête est généralement accompagnée d'une inclinaison latérale et d'une rotation du côté de la lésion ou quelquefois du côté opposé. L'extension peut être observée. Le torticolis peut être très prononcé et les muscles cervicaux très raccourcis par adaptation.

Le sterno-mastoïdien du côté incliné est contracté par appréhension, raccourci, mais souvent invisible.

Sous le sommeil anesthésique, la contracture réflexe des muscles disparaît, mais les mouvements au niveau du rachis, principalement la rotation, sont impossibles.

Pendant les mouvements provoqués on perçoit souvent des craquements.

La tête ne peut être redressée et son inclinaison latérale ne peut pas être augmentée.

L'immobilité du rachis est absolue dans les cas d'arthrite occipito-atloïdienne terminée par ankylose.

Dans ces affections articulaires la douleur est vive, localisée au niveau de la nuque et de la fossette sous-occipitale.

Les mouvements, particulièrement la rotation, qui ont pour centre les articulations de ces vertèbres, sont impossibles. Les mouvements qui se produisent dans les autres vertèbres cervicales situées au-dessous, sont également impossibles.

Lorsque l'articulation occipito-atloïdienne est envahie, les mouvements de flexion et d'extension sont impossibles ; lorsque au contraire c'est l'articulation atloïdienne qui est malade, les mouvements de rotation sont limités et douloureux.

L'examen direct et la palpation des vertèbres indiquent un empâtement unilatéral, ainsi que la disparition de la fossette sous-occipitale, résultant du gonflement des tissus superficiels et ostéo-articulaires, des déformations osseuses et des saillies indiquant des changements de rapports entre la tubérosité occipitale et l'apophyse épineuse de l'axis.

Dans le cas de subluxation ou de luxation de l'atlas sur l'occipital, on reconnaît par la palpation la saillie postérieure de l'une des apophyses transverses qui devient très voisine de l'apophyse mastoïde, tandis que l'autre disparaît, faisant saillie du côté du pharynx, et laissant à sa place une dépression marquée.

Les mouvements de déglutition sont parfois douloureux.

L'exploration du pharynx permet de reconnaître dans quelques cas une saillie douloureuse constituée par une des apophyses transverses de l'atlas.

Dans quelques observations (Potain, Charcot, Bouchard, Bobichon), on a noté l'existence de phénomènes nerveux dépendant de la compression lente de la moelle, ou des névralgies et des paralysies périphériques par irritation des branches du plexus cervical et brachial à leur passage dans les trous de conjugaison.

Ces troubles nerveux, fréquents dans le torticolis osseux par mal de Pott, sont rares dans le torticolis articulaire chronique.

L'asymétrie de la face et du crâne, moins fréquente que dans le torticolis congénital, a été observée dans quelques cas (Bouvier, J. Guérin).

Torticolis osseux. — Un certain nombre de symptômes du torticolis osseux se confondent avec ceux que nous avons décrits dans le torticolis chronique articulaire. Les lésions atteignent en effet à la fois les articulations et les vertèbres cervicales.

Le *mal de Pott cervical* et *sous-occipital* s'accuse souvent, en dehors des signes habituels de ces affections, par une attitude vicieuse de la tête en torticolis, plus ou moins prononcé.

Le torticolis est en général sous la dépendance de plusieurs muscles ; les trapèzes, les sterno-mastoïdiens, les muscles profonds de la nuque sont les plus fréquemment atteints.

La tête est le plus souvent en flexion, rarement en extension, souvent tournée du même côté que la lésion.

Dans quelques cas de *maux de Pott cervicaux*, on retrouve au début, ou à une période avancée de la maladie, une attitude de la tête absolument semblable à celle du torticolis musculaire chronique.

Le torticolis représenté dans les figures 22 et 23 était bien évidemment sous la dépendance du mal de Pott, le sujet ayant présenté un volumineux abcès froid de la région latérale du cou. Il a été complètement corrigé après deux séances de redressement forcé sous le chloroforme et immobilisation consécutive de la tête et du cou par un appareil plâtré.

Les mouvements de la tête et du cou sont gênés, limités, empêchés par une résistance générale due en grande partie à la contracture, ou mieux, à la vigilance des plans musculaires profonds.

La contracture musculaire réflexe disparaît sous le sommeil anesthésique, qui laisse persister la raideur articulaire vertébrale.

Dans le *mal sous-occipital* l'inclinaison latérale de

Fig. 22. — Torticolis osseux, par mal de Pott, du côté gauche, vu de face. (D'après une photographie de notre collection.)

la tête se fait en flexion ou en extension selon les muscles dont la contracture prédomine. En général,

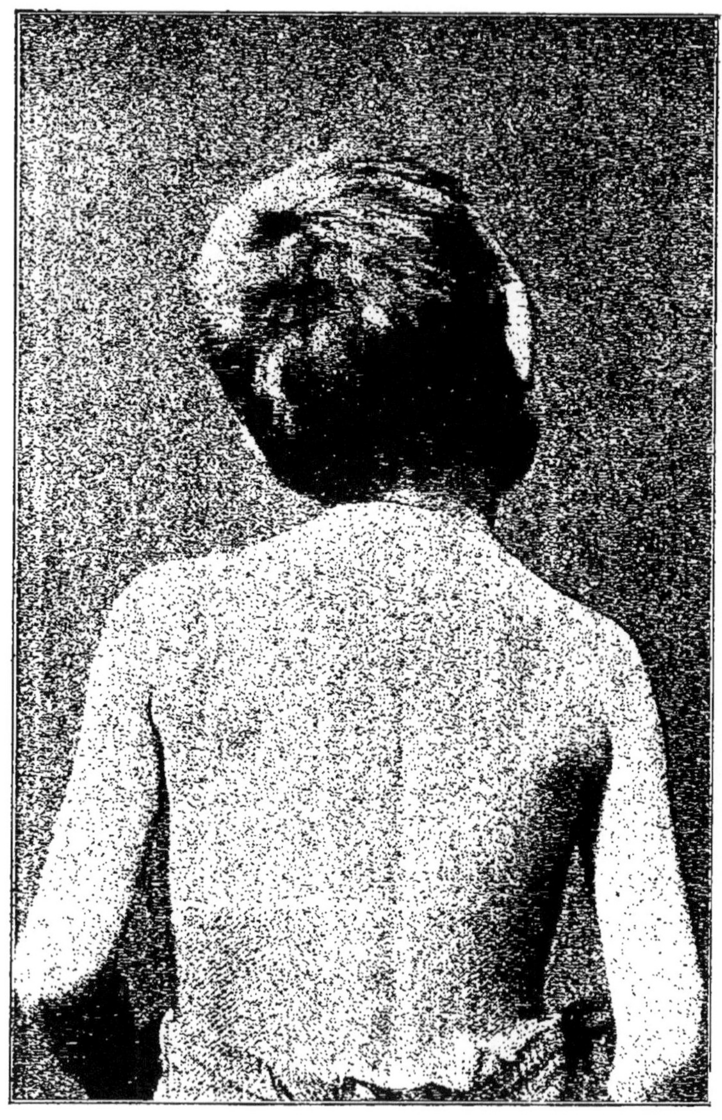

Fig. 23. — Le même sujet,
vu de dos.

la tête est immobilisée dans la flexion et cette règle, d'après Albert (de Vienne), souffre peu d'exceptions.

A côté de l'attitude vicieuse de la tète, on retrouve les signes habituels du mal de Pott cervico-brachial et du mal de Pott sous-occipital.

Dans le *mal de Pott cervical* (*cervico-brachial*) le début n'est pas brusque, l'évolution est lente.

La douleur est tantôt locale, réveillée par les pressions au niveau du rachis et sur la tête, ou pendant les mouvements brusques et les chocs ; tantôt irradiée, à caractères névralgiques dans le territoire du plexus cervical et brachial.

La douleur est presque toujours symétrique dans les affections des vertèbres cervicales inférieures, tandis qu'elle est unilatérale dans les affections de l'atlas et de l'axis. Nous avons souvent vérifié l'exactitude de ce fait sur lequel Hilton a justement attiré l'attention.

La gibbosité, assez rare, est à forme angulaire, déterminée par la saillie d'une ou de deux apophyses épineuses.

L'attitude du sujet est caractéristique. Le cou est raccourci, la tête implantée directement entre les deux épaules. Il existe une mobilité excessive du regard, le globe oculaire, en raison de l'immobilité de la tête, effectuant à lui seul les mouvements nécessaires pour augmenter l'étendue de son champ visuel.

L'empâtement total et symétrique de la région malade, les engorgements ganglionnaires, les abcès par congestion, principalement rétro-pharyngiens et latéraux, sont fréquents.

Les symptômes nerveux qui ne s'observent qu'à une période assez avancée de l'affection, consistent en névralgies, complètes ou incomplètes, d'origine centrale ou périphérique, paralysies des membres inférieurs. monoplégies brachiales, phénomènes oculo-pupillaires, troubles de la phonation et de la déglutition, incontinence d'urine et des matières fécales, phénomènes sous la dépendance de la compression et de l'irritation des racines rachidiennes correspondantes, ou de la compression médullaire et de la pachyméningite.

L'état général est mauvais. Il existe une variabilité extrême des symptômes fébriles.

Dans le *mal de Pott sous-occipital*, on retrouve quelques-uns des symptômes ostéo-articulaires signalés plus haut, mais surtout des troubles variés du côté des centres nerveux.

La douleur spontanée ou provoquée, à caractères névralgiques par irradiation, se localise dans la partie supérieure du rachis, au niveau de la fossette sous-occipitale et du pharynx.

La tête est rigide, immobile avec quelques mouvements dans le rachis cervical inférieur. A l'empâtement bilatéral de la nuque succèdent bientôt des déformations osseuses, des luxations pathologiques, des abcès par congestion et des troubles nerveux graves (phénomènes bulbaires, paraplégies, paralysies des quatre membres, monoplégies brachiales, troubles de la sensibilité, etc.).

Dans la *luxation pathologique de l'atlas* en avant, on note fréquemment une flexion de la tête avec projection en avant du menton, et inclinaison latérale à droite ou à gauche. La tête se porte en avant et de côté, souvent du même côté que la lésion, mais sans rotation bien marquée.

L'inclinaison latérale isolée est exceptionnelle.

L'inclinaison de la tête en avant est en rapport avec une luxation antérieure de l'atlas. Si l'inclinaison au lieu d'être directement antérieure, se fait obliquement en avant et latéralement, il s'agit d'un déplacement osseux plus marqué d'un côté que de l'autre (Lannelongue).

Exceptionnellement, la tête peut être renversée en arrière, bien qu'il existe une luxation en avant sur l'axis, constatée à l'autopsie (Ollivier d'Angers). Dans la luxation de l'atlas en avant, l'exploration du pharynx indique l'existence d'une saillie antérieure, formée par l'arc antérieur de l'atlas au-devant de l'axis. La nuque est empâtée. L'apophyse épineuse de l'axis est saillante et paraît rapprochée de la protubérance occipitale externe.

Torticolis d'origine rachitique. — Cette variété de torticolis s'accuse par des symptômes particuliers bien indiqués par Phocas. La difformité qui est vraisemblablement sous la dépendance des déformations osseuses vertébrales par ramollissement et de la laxité des ligaments vertébraux siège généralement à gauche.

La tête est fortement inclinée d'un côté, la face en rotation du côté opposé.

Les muscles du cou ne présentent aucun signe de contracture douloureuse, de rétraction ou de paralysie. De même que pour le torticolis dit paralytique, le redressement de la tête se fait avec facilité, mais dès qu'on l'abandonne à elle-même elle reprend son attitude vicieuse.

A l'inclinaison latérale, succède bientôt le renversement de la tête en arrière ; le menton se dirige en haut et du côté opposé à l'inclinaison latérale.

L'exploration attentive de la région du cou et du rachis cervical n'indique pas l'existence de points douloureux ou anormalement saillants.

On retrouve en diverses régions les signes évidents du rachitisme.

Torticolis chronique nerveux. — Les symptômes du torticolis nerveux sont extrêmement variables. Le type de cette variété est le *torticolis* dit *spasmodique*, *tic rotatoire*, *intermittent*, *à répétition*, etc., qui, grâce aux descriptions modernes, doit être considéré comme une affection à caractères et à symptômes bien définis.

Les crampes cervicales, suivies de torticolis, se présentent sous deux formes principales, *clonique* et *tonique*. La forme clonique est la plus fréquente ; elle est principalement décrite sous le nom de *torticolis spasmodique*. Les deux variétés sont souvent réunies chez le même sujet (torticolis *tonico-clonique* de Benedikt). Les contractures toniques succèdent le plus souvent aux contractures cloniques

. . . .

I. — *Forme clonique.* — Dans cette forme, le spasme est en général unilatéral, siégeant sur plusieurs muscles animés par des nerfs différents (spinal, facial, plexus cervical, hypoglosse, etc.).

Les muscles le plus souvent atteints sont : le sterno-cléido-mastoïdien, le trapèze, le splénius, l'angulaire, le sus et le sous-épineux.

Les spasmes cloniques, avant d'atteindre les muscles du cou, se montrent quelquefois dans des régions assez éloignées (muscles du bras, de l'épaule, de la face, du plancher de la bouche, des yeux).

Les muscles cervicaux du côté droit sont plus fréquemment atteints que ceux du côté gauche. Lorsque les deux côtés sont pris, il y a souvent prédominance d'action des groupes musculaires droits.

Les attitudes vicieuses de la tête sont très variées, en rapport avec le spasme de plusieurs muscles, d'un muscle ou même de portions de muscles du cou.

Dans le spasme isolé du *sterno-cléido-mastoïdien*, assez rare, la tête est brusquement entraînée en rotation par des secousses, souvent douloureuses, de rapidité et d'intensité variables, du côté du muscle contracturé.

La face se tourne du côté opposé ; le menton est projeté en avant, la nuque est abaissée, l'oreille et l'apophyse mastoïde sont rapprochées de l'extrémité externe de la clavicule et de l'épaule du côté contracturé.

Dans le spasme de la portion supérieure du *trapèze*, la tête est attirée en bas et en arrière du côté malade, en légère rotation du côté opposé. L'épaule est légèrement élevée. L'omoplate se rapproche de la colonne vertébrale.

Dans le spasme du *splénius*, la tête est inclinée en arrière et légèrement tournée du côté contracturé. Le muscle est durci et sensible dans son tiers supérieur (Dieffenbach, Duchenne).

Le spasme de l'*oblique inférieur* entraîne la tête en rotation latérale, sans élévation du menton et de l'apophyse mastoïde.

Dans le spasme de l'*angulaire de l'omoplate*, la tête est légèrement inclinée du côté malade ; l'épaule est élevée en masse ; le scapulum tourne autour de son angle externe.

Dans le spasme des *muscles de la nuque*, la tête est en extension, renversée en arrière (*torticolis postérieur, retrocollis spasm* des auteurs anglais). Les muscles postérieurs profonds sont atteints en général en même temps que les muscles superficiels de la nuque ; leur contraction isolée (Gowers) est exceptionnelle. Nous avons indiqué (p. 9) le mode d'action de ces muscles profonds.

Les associations musculaires sont variées et presque constantes.

Lorsque le sterno-cléido-mastoïdien et le trapèze du même côté sont contracturés, la torsion du cou

Fig. 24. — Spasme du sterno-cléido-mastoïdien et du trapèze.

est excessive et la peau de la nuque forme des plis profonds (fig. 24 d'après Féré).

Le spasme du *peaucier*, souvent associé au spasme du sterno-cléido-mastoïdien ou d'autres muscles, s'accuse par l'existence de cordons durs et saillants, sous la peau froncée de la partie antérieure et superficielle du cou par la déviation de la commissure labiale du côté atteint.

Lorsque les *deux peauciers* sont pris simultanément (Dieffenbach), le cou est fléchi en avant, le menton est abaissé, les téguments sont fortement plissés.

Le spasme du sterno-cléido-mastoïdien d'un côté est souvent associé au spasme des muscles cervicaux du côté opposé, produisant une forte rotation de la tête, le vrai tic rotatoire. Rarement le spasme atteint à la fois un des sterno-cléido-mastoïdiens et les muscles cervicaux du même côté. Le spasme d'un sterno-cléido-mastoïdien coïncide quelquefois avec le spasme des muscles cervicaux des deux côtés, la tête se plaçant en rotation et en forte extension en arrière (*retrocollis spasm*). Lorsque le spasme atteint un des sterno-cléido-mastoïdiens et le splénius du côté opposé, la rotation de la tête est extrême : la face tournée du côté opposé et touchant presque l'épaule (Gowers). La figure 18, page 95, représente un cas de torticolis spasmodique par contracture du muscle splénius droit et du sterno-cléido-mastoïdien gauche.

Le spasme du sterno-cléido-mastoïdien et du splénius du même côté, produisant une forte inclinaison de la tête vers l'épaule, est rare. Lorsque le spasme atteint à la fois un des sterno-cléido-mastoïdiens et les splénius des deux côtés, la tête est en légère rotation et fortement rejetée en arrière.

La contracture de l'*angulaire* combinée avec celle du *rhomboïde* est caractérisée par une forte inclinaison latérale de la tête. (Voyez aussi pages 92 à 96 et figures 17 et 18.)

Dans le spasme de plusieurs muscles des deux côtés, la tête se place généralement en extension, fortement renversée en arrière.

Les spasmes concomitants des muscles de la face, du plancher de la bouche, des yeux (déviation conjuguée des yeux) (Gowers), sont assez rares.

Les spasmes se montrent généralement par crises, d'intensité variable, de quelques minutes dans certains cas. Ces crises peuvent se produire à intervalles assez rapprochés, cesser ensuite pendant un temps quelquefois assez long, pour reparaître ensuite.

Les spasmes cloniques peuvent se montrer d'une façon continue, ne permettant au malade aucun des actes de la vie ordinaire. Ils se transforment souvent en spasmes toniques.

Au moment des accès, la tête est brusquement projetée dans la situation, différente suivant les muscles atteints, qu'elle conserve pendant plus ou moins longtemps. Fréquemment, la face présente des oscillations ou même de véritables tics. Les oscillations et les balancements de la tête sont observés quelquefois. Les secousses convulsives peuvent affecter la forme de véritables tics rotatoires ou giratoires qui ne doivent pas être confondus avec les tics que Trousseau a décrits dans les affections choréiques.

Pendant les crises de spasmes, les muscles contracturés sont durs, saillants sous la peau. Ils paraissent augmentés de volume et sont même souvent hypertrophiés (Charcot). Les muscles antagonistes du côté opposé sain, lorsque la contracture est unilatérale, sont quelquefois atrophiés. Cette atrophie parétique favoriserait, d'après C. Féré, la production du spasme. L'atrophie du sterno-cléido-mastoïdien, du côté sain, est quelquefois telle que le muscle est réduit à un ruban très mince, dont on reconnait difficilement la présence sous la peau.

Des rétractions fibro-musculaires définitives succèdent quelquefois au spasme musculaire prolongé (Terrillon).

L'irritabilité électrique musculaire est souvent exagérée.

Le spasme disparaît généralement pendant le sommeil (Heaton).

Certaines positions ou attitudes, l'immobilité absolue peuvent produire l'arrêt du spasme.

Les causes du retour des accès de spasme varient suivant les cas.

Les moindres mouvements, même de mastication ou d'articulation des sons, les excitations sensorielles vives, les émotions, les activités entraînant la mise en jeu très énergique de tout le système musculaire, la marche (Legouest), l'action de monter les marches d'un escalier, la station debout (Robert, Duchenne), les mouvements du bras, l'action d'écrire, le travail professionnel (Amussat, Francis, Annandale), les émotions morales, les chagrins, les frayeurs (Wepfer), les époques cataméniales (Siredey), provoquent le spasme.

Certains spasmes du cou (spasmes fonctionnels de Desnos) ne se produisent qu'à l'occasion de mouvements, d'exercices déterminés, toujours les mêmes pour le même sujet. Certaines positions ou attitudes, l'immobilité absolue peuvent produire l'arrêt du spasme.

Des points d'arrêt existent souvent sur le trajet du spinal, au plexus brachial, à la colonne vertébrale, en avant de la racine de l'oreille (Heaton) ou même sur les muscles malades (Francis, Moorhof).

Les spasmes sont souvent accompagnés ou précédés de douleurs à caractères variables. C'est tantôt une douleur à caractère névralgique, tantôt une douleur sourde, principalement localisée au niveau de l'occiput, s'étendant souvent vers l'oreille ou le bras.

Des douleurs assez vives s'irradient fréquemment du côté de la face, du cou, de la langue. On note dans quelques cas un point douloureux à la pression aux environs du plexus cervical.

D'autres fois la douleur est due à des compressions nerveuses provoquées par la brusquerie du mouvement ou une attitude forcée.

Le spasme est quelquefois absolument invincible, ne cédant pas à une force considérable, d'autres fois il cède à une résistance très légère. Ce dernier fait caractérise le torticolis dit *mental* de Brissaud.

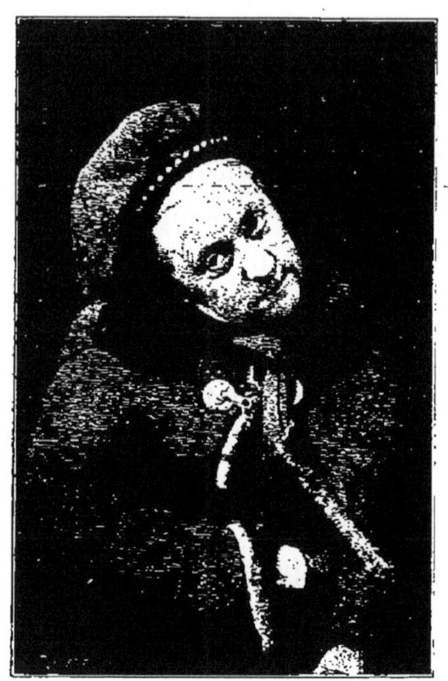

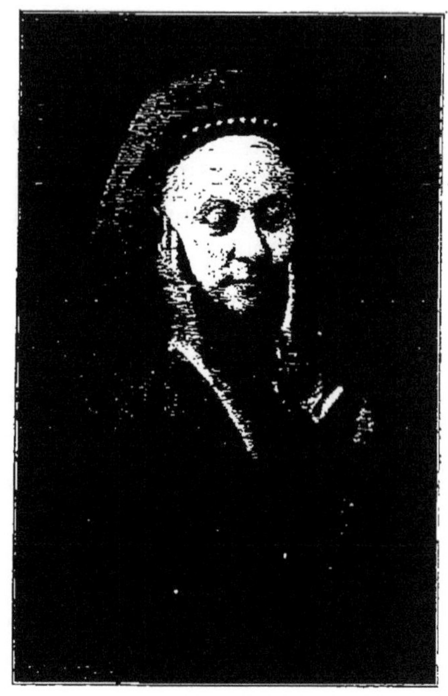

Fig. 25 et 26. — Torticolis mental.

Dans les observations de cet auteur, le torticolis qui, d'après Brissaud, est sous la dépendance de l'état psychique ou cérébral, se produit à la suite d'un besoin insurmontable de faire exécuter à la tête un mouvement convulsif.

Le sujet voudrait empêcher la contraction de ses muscles cervicaux; il ne le peut pas et sa tête obéit irrésistiblement à une sorte d'impulsion motrice, inconsciente, aveugle (fig. 25, d'après Brissaud).

Le mouvement une fois exécuté, le malade ne peut pas parvenir à relâcher ses muscles et à remettre sa tête dans la position normale qu'elle occupait auparavant.

Il lui suffit, pour replacer très facilement sa tête dans sa position première, d'appliquer deux doigts sur son menton ou sur son nez et de pousser dans le sens contraire à la déviation. Le spasme est vaincu sous l'influence d'un très léger effort.

Le malade, afin d'éviter le spasme, suivi de torticolis, maintient sa tête de la façon indiquée dans la figure 26 d'après Brissaud.

L'appui qu'il lui donne est insignifiant, purement moral, d'après Brissaud et Bompaire.

Les muscles et les nerfs du cou sont, d'après ces auteurs, dans un état d'intégrité absolue.

Parmi les symptômes rares de la forme clonique du torticolis spasmodique, nous signalerons : l'asymétrie faciale (Follin et Duplay), les troubles oculaires le strabisme, la paralysie de la quatrième paire, de l'oblique inférieur (Wadsworth, Landolt, Campbell de Morgan), les bourdonnements, les tintements d'oreille, le vertige de Ménière (Gellé), la scoliose, la loquacité (Bright, Conolly), l'extinction de voix par spasme d'une des cordes vocales (Nègre, Gerhard).

Sous l'influence des douleurs physiques et morales et aussi des traitements dépressifs, en particulier par la morphine, l'état général devient mauvais, les sujets arrivent rapidement à un état de cachexie très prononcé.

Nous n'insisterons pas sur les symptômes des spasmes cervicaux de la *chorée électrique* (Bergeron) et des divers *tics* de la région cervicale.

Ces affections, par leur brusquerie, leur intensité, leur bilatéralité, l'arythmie des mouvements et les symptômes nerveux concomitants ont des caractères absolument spéciaux, qui ne permettent pas de les confondre avec la forme clonique du torticolis spasmodique.

II. — *Forme tonique et tonico-clonique.* — Dans cette forme, assez rare, les sujets présentent à certains moments un véritable torticolis avec les caractères ordinaires de cette difformité. Ils peuvent tenir leur tête droite et immobile pendant quelque temps; mais dès qu'ils veulent la tourner ou exécuter un mouvement particulier, elle se dévie brusquement et se place, pour une période plus ou moins longue, en attitude vicieuse. Les deux variétés de spasmes cloniques et toniques, existent souvent chez le même sujet (*torticolis tonico-clonique* de Benedikt).

Dans quelques observations, le torticolis spasmodique débute par une contracture tonique d'un des muscles du cou, sans spasme prononcé ni contraction tonique. Il s'agit dans ces cas de la forme décrite par Tillaux sous le nom de *torticolis dynamique*.

Le sterno-mastoïdien d'un côté est le plus souvent

atteint. Dans le spasme tonique unilatéral du sterno-mastoïdien, le menton est porté du côté sain en même temps qu'il se relève et l'oreille se rapproche de la clavicule du côté malade (*caput obstipum spasticum*). Si les deux muscles sont pris, la tête est fortement tirée en avant et inclinée vers la poitrine (Duchenne).

Le spasme tonique, à l'état isolé, du trapèze est exceptionnel.

La contracture, variable d'intensité, ordinairement indolente, s'accuse par un relief de la masse musculaire, appréciable à la vue et au toucher.

Elle est ordinairement permanente, souvent précédée de courts accès de spasmes cloniques.

Le muscle peut quelquefois s'hypertrophier (Grasset), il est plus ordinairament atrophié, rétracté et transformé en tissu fibreux à une période avancée de la maladie.

L'inclinaison permanente de la tête entraîne assez fréquemment des déviations de la colonne vertébrale à convexité du côté sain et quelquefois l'affaissement du thorax du côté correspondant.

Dans le torticolis dit *dynamique* la tête du sujet s'incline doucement, en exécutant un mouvement de rotation.

La plus légère pression suffit pour empêcher l'inclinaison et pour faire reprendre à la tête sa position normale. L'attitude vicieuse se reproduit à l'occasion de certains mouvements, lorsque le malade passe de la position horizontale à la position verticale.

Tillaux, Follin et Duplay admettent qu'il n'y a pas contracture du muscle sterno-mastoïdien, mais un défaut d'équilibre, par parésie d'un des muscles. Il s'agirait donc d'un torticolis paralytique.

Nous pensons au contraire que le torticolis dynamique est une variété rare du torticolis spasmodique, devant être rapprochée des torticolis dits mentaux.

La marche du torticolis spasmodique est extrêmement variable.

En général, l'affection est très tenace, rebelle à tout traitement, retentissant gravement sur l'état général et guérissant très rarement d'une façon complète.

Torticolis hystérique. — Les symptômes du *torticolis hystérique* varient suivant qu'il s'agit de la forme par *paralysie* ou de la forme par *contracture* des muscles du cou. Le sterno-mastoïdien et le trapèze sont les muscles le plus souvent atteints.

I. *Torticolis hystérique par paralysie.* — Dans cette forme rare, la tête est inclinée du côté opposé aux muscles qui sont le siège de la paralysie. Il n'existe aucune difficulté à replacer la tête dans sa position normale ; aussitôt qu'elle est abandonnée elle retombe dans sa position première. On ne constate aucune contracture des muscles du cou.

La paralysie, cause de la déviation du cou, est en général transitoire et se reproduit à intervalles rapprochés, précédée de phénomènes d'engourdissement, de faiblesse dans un côté du cou. Ce torticolis peut se produire sous les yeux de l'observateur par une sorte de transfert, pendant la faradisation d'une région paralysée éloignée, cette paralysie disparaissant ou s'amendant. La faradisation des muscles sterno-mastoïdien et trapèze paralysés produit quelquefois très rapidement la disparition du torticolis (P. Richer).

II. *Torticolis hystérique par contracture.* — Dans cette forme, plusieurs muscles sont en général atteints de contracture et produisent des attitudes variées du cou.

Les figures 27 et 28, d'après P. Richer, représentent un cas de torticolis hystérique par contracture.

Le début du torticolis hystérique par contracture est brusque ou graduel. La contracture musculaire est tantôt permanente, tantôt reparaissant et disparaissant à plusieurs reprises (*torticolis à répétition*) pour céder enfin spontanément, ou sous l'influence du traitement.

Dans quelques cas, le torticolis est *intermittent* et doit être rapproché du torticolis spasmodique. Il ne se produit que dans certaines conditions bien déterminées, dans le fait de passer, par exemple, du décubitus dorsal à la position assise (P. Richer).

Dans la généralité des cas, on trouve associés au torticolis les stigmates habituels, sensoriels et sensitifs, les contractures, les akinésies et les attaques de la grande névrose. Exceptionnellement, la déviation du cou se montre comme une manifestation isolée de l'hystérie. Dans ces cas, on trouve habituellement des plaques d'anesthésie ou d'hyperesthésie cutanée, exactement limitées à la partie des téguments superposée au muscle contracturé (Gilles de la Tourette).

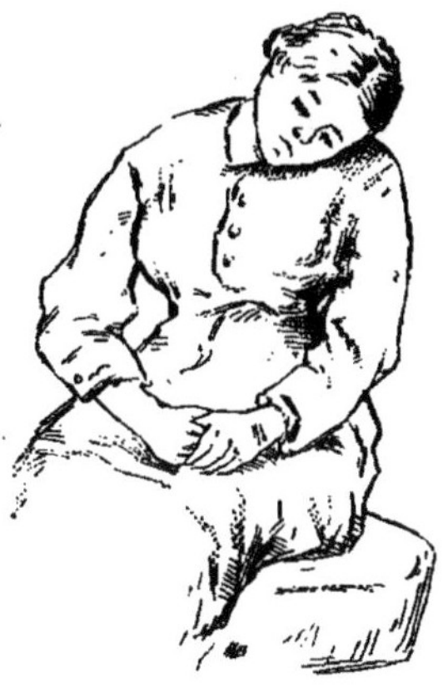

Fig. 27. — Torticolis hystérique. Contracture hystérique du cou et du membre supérieur droit.

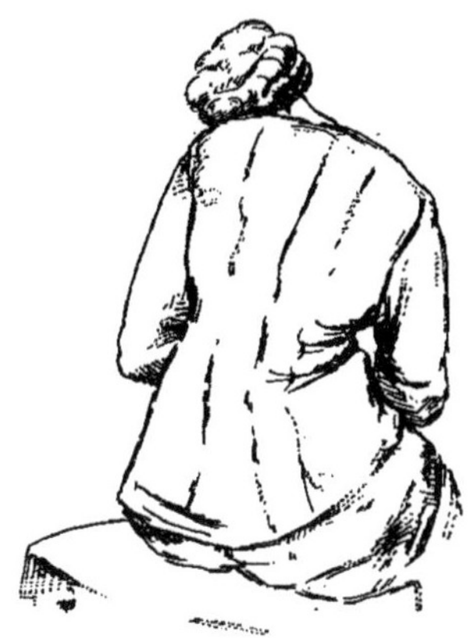

Fig. 28. — La même malade, vue du dos.

Torticolis paralytique. — Dans le *torticolis paralytique*, la tête est inclinée du côté opposé aux muscles qui sont le siège de la paralysie. La tête peut être très facilement ramenée, sans efforts, dans sa position normale ; mais, dès qu'elle n'est plus soutenue, elle reprend son attitude vicieuse.

L'exploration électrique indique l'atrophie d'un ou

de plusieurs muscles cervicaux du côté opposé au torticolis.

Les parties molles du cou ont conservé leur souplesse. Les muscles cervicaux du côté du torticolis ne sont pas contracturés ; il n'existe de ce côté aucune saillie tendineuse ou musculaire. Si l'attitude vicieuse dure longtemps, les muscles antagonistes peuvent être atteints de rétraction fibreuse.

Dans quelques cas de paralysie ou de parésie atrophique des muscles du cou d'un côté, le torticolis observé du côté opposé à la paralysie peut présenter le caractère spasmodique (Ch. Féré).

CHAPITRE V

Diagnostic.

L'aspect caractéristique du torticolis permet de reconnaître facilement cette difformité et de ne pas la confondre avec les attitudes vicieuses de la tête et du cou produites par des brides cicatricielles, des tumeurs volumineuses péripharyngiennes, vertébrales, etc.

L'interrogatoire, l'examen attentif indiquent nettement si le torticolis est *volontaire* ou *involontaire*.

Le diagnostic des causes de la nature et de la variété du *torticolis pathologique* présente souvent d'assez grandes difficultés.

Les indications détaillées que nous avons données dans les chapitres *Étiologie* et *Symptômes*, nous dispensent d'entrer dans de longs détails au sujet du diagnostic.

Rappelons d'abord les signes cliniques qui permettent de différencier le *torticolis musculaire* du *torticolis articulaire* ou *osseux* à l'état aigu ou à l'état chronique.

Dans le *torticolis musculaire par contracture ou*

rétraction, l'inclinaison latérale de la tête se combine le plus souvent avec la flexion; le *torticolis* est *antérieur*. La tête est tournée du côté opposé à la lésion.

Les phénomènes douloureux se localisent principalement dans les muscles atteints. Les divers mouvements du rachis sont libres et faciles. La difformité, à l'état de veille, ne peut être corrigée, mais elle peut être augmentée.

Dans le *torticolis articulaire* ou *osseux*, la tête est souvent fléchie en arrière (*torticolis postérieur*, *retrocollis*), en rotation du même côté que l'inclinaison. Contrairement à ce que l'on observe pour le torticolis musculaire, la difformité ne peut être augmentée; malgré les efforts violents du chirurgien, elle reste fixe. Tous les mouvements passifs sont impossibles, tout au moins fort difficiles et douloureux.

Les douleurs sont localisées au niveau des interlignes articulaires du rachis cervical, soit sur la ligne médiane, soit sur les parties latérales, le plus souvent au niveau des troisième et quatrième vertèbres cervicales.

L'inspection et la palpation du rachis et du pharynx indiquent un empâtement douloureux, des saillies anormales de ces régions.

Les mouvements qui se passent dans les articulations du rachis cervical sont incomplets, accompagnés de craquements, souvent complètement abolis.

Les divers mouvements sont plus ou moins conservés, suivant l'étendue et le siège des lésions articulaires. Lorsque l'articulation occipito-atloïdienne est atteinte, le mouvement de flexion d'extension et d'inclinaison latérale est impossible; le mouvement de rotation est supprimé, lorsque l'articulation atloïdo-axoïdienne et les articulations voisines sont malades.

Dans le torticolis articulaire, la difformité est à la fois sous la dépendance des lésions articulaires et des contractures musculaires réflexes.

Le sommeil anesthésique, en supprimant les contractures musculaires réflexes, permet d'apprécier assez exactement le degré, le siège, l'étendue de la raideur rachidienne, en rapport avec des lésions articulaires ou osseuses de la région cervicale.

Dans les deux variétés de torticolis, mais principalement dans le torticolis musculaire, la forme de la déviation dépend des muscles ou des divers groupes musculaires du cou atteints de rétraction ou de contracture. Nous avons indiqué en détail (p. 92 à 96 et p. 112 à 116) les formes variées de torticolis par contractures ou rétractions de divers muscles. Nous rappellerons que la difformité est souvent causée par la contracture de plusieurs muscles et souvent des muscles profonds. Le diagnostic de la contracture ou de la rétraction de ces muscles profonds présente toujours de grandes difficultés.

La détermination de la *rétraction* ou de la *contracture* se fait d'après les signes indiqués dans la symptomatologie.

Le muscle *contracturé* ou raccourci conserve sa forme, sa contractilité. Il répond à l'excitation galvanique. Sa consistance est un peu plus dure qu'à l'état normal. Le muscle *rétracté* a diminué de volume et a perdu sa contractilité. Il est ramassé en un faisceau résistant semblable à un tendon.

Le sommeil anesthésique rend de grands services en permettant de constater la persistance d'une corde musculaire et dure dans la *rétraction* et la disparition des raideurs musculaires avec redressement facile dans la *contracture*.

Les signes différentiels généraux des deux grandes catégories de torticolis musculaire et articulaire ou osseux sont à peu près les mêmes, que la difformité soit aiguë ou chronique. Nous indiquons plus loin quelques symptômes particuliers des torticolis musculaires et articulaires, à l'état permanent ou chronique.

Dans le *torticolis aigu* caractérisé par un début brusque, des douleurs vives, de la fièvre, une douleur localisée au niveau du rachis cervical, etc., on doit rechercher attentivement les causes de l'affection, principalement le rhumatisme, s'informer si le torticolis a été précédé d'une crise de rhumatisme articulaire ou musculaire aigu, ou s'il coïncide avec d'autres affections rhumatismales ou pseudo-rhumatismales (maladies infectieuses, érysipèle, diphtérie, fièvre typhoïde, fièvre intermittente, scarlatine, etc.). On établira d'après les signes indiqués si le torticolis est musculaire ou osseux, s'il dépend de la polyarthrite aiguë des petites articulations vertébrales, très fréquente. On n'oubliera pas que les abcès, les adénites, les phlegmons, les myosites, les affections des oreilles, etc., par action directe ou réflexe, sont des causes très fréquentes de torticolis aigu. On recherchera si le torticolis n'est pas causé par la syphilis.

L'exposé des causes et des symptômes du *torticolis auriculaire* démontre l'importance de l'examen de l'oreille et de l'audition chez les sujets atteints de torticolis, même les plus simples en apparence.

Les signes indiqués (p. 74 à 76), mettent sur la voie des affections auriculaires et de leurs complications qui ont produit le torticolis.

On ne doit pas oublier que souvent des torticolis isolés, en apparence simples, sont sous la dépendance d'otites graves, méconnues ou oubliées ; que quelques torticolis sont dus à des affections non suppuratives de l'oreille, sans symptômes spéciaux attirant l'attention du médecin, quelquefois suivies de surdités graves (Gellé).

Chez l'enfant accusant des douleurs vives de la tête avec exacerbations pendant les mouvements, ayant de la raideur des muscles du cou et un torticolis, avec cris, délire, etc., on doit faire une exploration attentive de l'oreille et rechercher les signes de l'otite suppurative et de ses complications (Gellé).

Les lésions *cérébrales* ou *cérébelleuses*, *méningées*,

les *tumeurs méningées* ou de l'*encéphale* se manifestent, en dehors du torticolis, par des phénomènes généraux graves (fièvre, délire, convulsions) et souvent par des troubles du côté des yeux (déviation conjuguée des yeux, œdème, varicosités du fond de l'œil, troubles papillaires).

La *compression* ou l'*irritation du nerf spinal*, souvent compliquée, dans les cas de thrombose de la veine jugulaire, de compression du pneumogastrique, s'accuse, en dehors du torticolis, par de la dyspnée, de la dysphagie, de l'aphonie, de la congestion pulmonaire.

On doit rechercher attentivement la *cause réflexe* de certains torticolis (lésions oculaires, auriculaires, pharyngées, lésions irritatives superficielles de la peau, adénites, goitre, etc.).

Dans les *fièvres graves*, *infectieuses* ou *éruptives*, les symptômes prodromiques de ces maladies doivent être recherchés avec soin. Le torticolis est souvent passager, sous la dépendance des muscles de la nuque et caché par d'autres symptômes prédominants.

Si le torticolis a succédé à un *effort* ou à un mouvement brusque, on doit rechercher si le torticolis est *articulaire* (par entorse ou luxation unilatérale vertébrale), ou *musculaire* (par rupture ou déchirure musculaire).

Dans le torticolis par *entorse vertébrale*, les phénomènes douloureux sont localisés au niveau du rachis, les mouvements qui se passent dans les articulations supérieures de la colonne vertébrale sont incomplets ou abolis.

Les signes de la *rupture* ou de la *déchirure* musculaire sont difficiles à apprécier, l'ecchymose est rare, la douleur est difficilement localisée au niveau du muscle. Ainsi que nous l'avons établi, la plupart des torticolis, à la suite d'efforts ou de mouvements brusques de la colonne vertébrale, doivent être considérés comme des torticolis articulaires, par entorse vertébrale.

La *luxation unilatérale vertébrale*, la *luxation en avant de l'atlas sur l'axis*, se reconnaîtra à la flexion avec inclinaison latérale de la tête, sans rotation bien marquée, à la dépression notable entre l'axis et l'atlas au niveau de la nuque du sujet, au changement de rapports subis par la vertèbre luxée, à la saillie du corps vertébral en avant constatée par l'exploration pharyngienne, à la déviation de l'apophyse épineuse, aux troubles nerveux (paraplégies, paralysies, monoplégies, parésies).

Dans le torticolis *chronique* ou *permanent*, les commémoratifs apprennent que l'affection existe depuis longtemps, qu'elle est restée stationnaire ou qu'elle s'est développée lentement, accompagnée, dans quelques variétés, de crises douloureuses et de déformations.

Le *torticolis musculaire congénital* se reconnaît aux signes précis indiqués plus haut. Il est souvent héréditaire, coexistant avec d'autres difformités congénitales. Il siège fréquemment à droite et est accompagné d'hémiatrophie de la face et du crâne. Les muscles qui maintiennent la difformité sont rétractés et ne cèdent pas sous le sommeil anesthésique. L'interrogatoire, les renseignements apprennent que la difformité existait au moment de la naissance.

Dans quelques cas, le torticolis congénital, peu prononcé, constitué par une légère déviation de la tête et une contracture peu marquée des muscles, peut être méconnu. La constatation de l'hémiatrophie faciale et cranienne permettra de découvrir l'existence et la nature de ces torticolis. Le torticolis acquis des jeunes enfants est souvent très difficile à différencier du véritable torticolis congénital. On devra rechercher avec grand soin si la difformité est sous la dépendance d'un traumatisme obstétrical des muscles du cou, si elle dépend d'un hématome musculaire, d'un engorgement ganglionnaire, etc.

Le torticolis *musculaire* chronique est souvent difficile à différencier du torticolis *articulaire* permanent ou chronique, symptomatique de lésions articulaires des vertèbres cervicales.

Les signes généraux indiqués plus haut renseignent sur la nature musculaire ou articulaire du torticolis. Quelques signes particuliers aux variétés de torticolis ostéo-articulaires permettent une plus grande précision.

Un examen attentif permet de ne pas confondre

avec le torticolis musculaire ou osseux les attitudes vicieuses de la tête, en rapport avec des *scolioses cervicales primitives* ou de *compensation*.

Dans le *torticolis articulaire chronique*, à côté de l'attitude fréquente de la tête en torticolis postérieur, de la flexion en arrière avec rotation du côté de l'inclinaison, de l'existence de douleurs à siège vertébral, de l'abolition des mouvements vertébraux, de la raideur de la colonne vertébrale, des déformations et des saillies osseuses, on trouve dans les commémoratifs des crises de rhumatisme, l'existence de maladies telles que l'érysipèle, la scarlatine, qui sont souvent suivies de polyarthrites vertébrales chroniques.

Les antécédents héréditaires, la marche de la maladie, l'examen de l'état général donnent des renseignements sur la nature rhumatismale de l'affection.

Dans les torticolis articulaires chroniques, à la suite d'*entorses*, de *fractures* et de *luxations vertébrales*, l'interrogatoire apprend l'existence, à un certain moment, de traumatismes du rachis. La difformité dans ces cas reste stationnaire, sans crises douloureuses.

Dans les *arthrites des premières vertèbres cervicales*, dans l'*arthrite occipito-atloïdienne*, le torticolis ressemble absolument, dans certains cas, à celui produit par la rétraction ou la contracture musculaire chronique des muscles du cou.

Au début, le diagnostic peut présenter de réelles difficultés. On retrouve cependant, dans les cas d'arthrite vertébrale, les principaux signes du torticolis articulaire.

A une période plus avancée, on note quelques signes particuliers de ces variétés d'arthrites : le gonflement de la nuque, l'empâtement douloureux, le changement de rapport des surfaces articulaires. On retrouve chez les sujets diverses manifestations rhumatismales. La subluxation de l'atlas sur l'occipital, assez fréquente dans l'arthrite occipito-atloïdienne, se caractérise par la saillie postérieure de l'une des apophyses transverses qui devient très voisine de l'apophyse mastoïde, tandis que l'autre disparaît en avant et ne se retrouve que par la voie pharyngienne, laissant à sa place une dépression profonde, quelquefois en coup de hache (Dally).

Lorsque l'ankylose vertébrale s'est produite, l'examen sous le chloroforme indique l'immobilité absolue des articulations vertébrales supérieures.

Nous avons indiqué en détail (p. 104 à 110) les symptômes du torticolis *osseux* par *mal de Pott cervical supérieur* (*cervico-brachial*) et par *mal de Pott sous-occipital* qui permettent de différencier cette difformité du torticolis articulaire ou musculaire chronique.

L'attitude particulière de la tête, la localisation de la douleur dans la région vertébrale, la raideur du rachis, l'existence d'abcès par congestion et de troubles nerveux, font reconnaître facilement ces affections lorsqu'elles sont complètement développées.

Des erreurs peuvent être commises au début ou lorsque les lésions vertébrales sont en voie de réparation ou même complètement guéries.

Nous rappellerons que dans le *mal de Pott cervical* les mouvements qui se passent au niveau des vertèbres cervicales sont plus limités que dans l'arthrite vertébrale chronique; la courbure du rachis n'est pas latérale, mais antéro-postérieure; l'empâtement et le gonflement osseux sont diffus, symétriques, avec tuméfaction envahissante des parties molles. L'atrophie musculaire est moins prononcée que dans la polyarthrite vertébrale cervicale chronique

Dans le *mal sous-occipital* au début, on constate la localisation de la douleur sur les premières vertèbres, l'abolition de certains mouvements, de l'empâtement et du gonflement osseux.

Il existe quelques cas de torticolis osseux, observés à la période de réparation, qui ont pu être confondus avec des torticolis musculaires chroniques (Bouvier).

Dans ces cas, le diagnostic doit s'appuyer sur l'exploration des premières vertèbres et surtout sur l'examen, dans le sommeil anesthésique, des mouvements communiqués au rachis.

Le torticolis par *luxation pathologique* des premières vertèbres cervicales se reconnaît aux signes particuliers indiqués page 110, et surtout à l'existence de saillies anormales constatées dans la région postérieure du rachis ou au niveau du pharynx.

Le torticolis *rachitique* se reconnaît aux symptômes spéciaux indiqués page 110, à son caractère passif, à l'absence de rétraction ou de contracture musculaire, à la coexistence d'autres manifestations du rachitisme.

Il ne doit pas être confondu avec les attitudes vicieuses de la tête en rapport avec les scolioses cervicales rachitiques.

L'exploration électrique des muscles du cou permet de démontrer que cette forme du torticolis n'est pas d'origine paralytique.

Certaines variétés de torticolis musculaires chroniques se reconnaissent à des symptômes spéciaux.

Dans le torticolis *oculaire*, la tête et la colonne vertébrale peuvent être redressées temporairement, sans difficulté.

Le muscle sterno-mastoïdien ne se rétracte que lorsque l'affection est ancienne. On doit rechercher, dans tous les cas de torticolis, s'il existe des troubles visuels, de la paralysie des muscles oculaires qui peuvent être la cause de la difformité. On recherchera la diplopie au moyen de l'épreuve des verres colorés. Dans la position vicieuse habituelle de la tête, un verre coloré étant placé devant l'un des yeux, la lumière est vue simple binoculairement ; la diplopie apparaît aussitôt qu'on redresse la tête.

Le torticolis *nerveux* se présente en général avec

des caractères particuliers qui permettent de le reconnaître facilement. Les symptômes multiples des affections nerveuses qu'il accompagne, facilitent ce diagnostic. La recherche des causes de cette variété de torticolis, et spécialement la nature et le siège de cette cause, est souvent très difficile.

On n'oubliera pas que le torticolis spasmodique est quelquefois sous la dépendance de lésions cérébrales (Steiner, Choulent-Dommer, Griesinger, Rosenthal), cérébelleuses ou du nerf spinal, d'altérations vertébrales (Desportes, Remak, Bright, Eulenbourg, Leyden, Weir Mitchell).

Les symptômes habituels de ces affections nerveuses ou vertébrales devront être recherchés avec soin.

Le torticolis *spasmodique* se reconnaît aux symptômes particuliers indiqués pages 111 à 123. Le spasme est en général unilatéral, ce qui permet de le distinguer des spasmes symétriques et rhythmés, du spasmus nutans, de la salutation spasmodique, du tic convulsif des enfants (Janowicz), du tic de Salâam, de la chorée électrique (voir p. 121).

Les *tics* du cou, observés dans la maladie dite des tics (Gilles de la Tourette, Guinon), peuvent difficilement être confondus avec le torticolis spasmodique. Ils sont caractérisés par des mouvements convulsifs, habituels et conscients, brusques et arythmiques, résultant de la contraction d'un ou de plusieurs muscles et reproduisant le plus souvent quelque geste réflexe ou automatique de la vie ordinaire.

Le tic est habituellement bilatéral, provoquant la flexion ou le renversement de la tête; il est souvent associé à des anomalies de langage, à de l'imitation des gestes, à un état mental particulier.

Si l'on admet le torticolis *mental* comme une variété à part, conséquence d'un trouble uniquement psychique, sans trouble organique des muscles ou des nerfs du cou, distincte du torticolis spasmodique, on s'appuie pour le diagnostic de cette affection sur les caractères indiqués par Brissaud (voir p. 119), et sur la coexistence de certaines névroses ou de signes de dégénérescence.

Le diagnostic se complète par la recherche des causes qui ont provoqué l'apparition des spasmes (traumatismes, refroidissement, inflammation d'organes voisins, émotions, chagrins, peur, etc.).

On doit remarquer que les mêmes névroses (neurasthénie, hystérie, épilepsie, etc.), et les mêmes causes occasionnelles, ont été signalées dans l'étiologie du torticolis spasmodique.

Les spasmes du cou dits *fonctionnels*, qui, d'après nous, doivent rentrer dans la classe des torticolis spasmodiques, se reconnaissent à ce caractère qu'ils ne se produisent qu'à l'occasion de mouvements, d'exercices déterminés.

Lorsque au spasme ou à la contracture passagère des muscles du cou a succédé la rétraction véritable de ces muscles, le diagnostic s'établit par l'examen des antécédents, la constatation de l'existence, à une certaine période de l'affection, des spasmes cloniques ou toniques cervicaux.

Les signes suivants permettent de différencier le torticolis *musculaire par contracture ou par rétraction* du torticolis *paralytique* : dans le premier, la tête est inclinée du côté de la lésion, tandis que dans le second elle est penchée du côté opposé. Inversement, la face est tournée du côté opposé dans le torticolis par rétraction et du même côté dans le torticolis paralytique.

Le malade ne peut, dans le torticolis paralytique, imprimer les moindres mouvements à la tête et au cou du côté paralysé. La tête peut être redressée facilement et sans efforts, mais lorsqu'elle est abandonnée à elle-même elle reprend immédiatement son attitude vicieuse. Sous l'influence du sommeil anesthésique, le torticolis par paralysie disparaît.

Lorsque la maladie est ancienne, le muscle antagoniste peut se rétracter et le diagnostic de la cause paralytique primitive du torticolis est très difficile à établir.

Dans le torticolis *hystérique par paralysie*, on trouve la plupart des signes du torticolis paralytique en général. La paralysie est en général transitoire, se reproduisant à intervalles rapprochés, précédée d'engourdissement, de faiblesse d'un côté du cou. La faradisation des muscles sterno-mastoïdien et trapèze produit quelquefois très rapidement la disparition du torticolis (P. Richer).

Dans le torticolis *hystérique par contracture*, les attitudes de la tête, sous la dépendance de la contracture de divers muscles du cou, sont variées. Le torticolis est à début brusque, intermittent, à répétition, apparaissant et disparaissant, à des intervalles souvent éloignés, sous l'influence de diverses causes (émotions, légers traumatismes, apparition des règles, etc.).

La raideur musculaire, qui est très grande et souvent invincible à l'état de veille, disparaît pendant le sommeil anesthésique. La douleur est surtout localisée au niveau des muscles, légère ou même nulle au niveau du rachis cervical.

Dans les deux variétés de torticolis, on trouve les stigmates plus ou moins accusés de l'hystérie (anesthésies, hyperesthésies, contractures et paralysies, rétrécissement du champ visuel). Si le torticolis existe comme manifestation isolée de l'hystérie, on constate habituellement une plaque d'anesthésie ou d'hyperesthésie cutanée, exactement limitée à la partie des téguments superposée au muscle contracturé.

Le torticolis *simulé* se reconnaît à la contraction simultanée des sterno-mastoïdiens des deux côtés, le sujet devant pour maintenir l'attitude vicieuse contracter non seulement le muscle du côté de la déviation, mais encore le muscle du côté opposé.

CHAPITRE VI

Pronostic.

Le pronostic du torticolis *aigu* est en général bénin. La difformité peut cependant récidiver, se transformer en affection chronique et permanente. Certaines formes de torticolis *articulaires* rhumatismaux passent rapidement à l'état subaigu puis chronique, s'accompagnant de déformations articulaires et osseuses importantes, suivies de difformités souvent incurables.

Dans la plupart des cas, le pronostic du torticolis aigu est lié aux lésions ou aux maladies générales dont il procède.

Le torticolis *articulaire rhumatismal aigu* ne s'accompagne pas en général des complications habituelles du rhumatisme. Les complications cardiaques ont été notées surtout chez l'enfant.

Les abcès, les adénites, les entorses et les luxations vertébrales qui accompagnent le torticolis, présentent souvent en elles-mêmes une certaine gravité. Il en est de même des fièvres graves et des affections nerveuses (méningites, tumeurs et abcès de l'encéphale, lésions du spinal et des nerfs périphériques, etc.), qui figurent pour une large part dans l'étiologie du torticolis aigu.

Le torticolis *traumatique* peut être suivi de myosite avec sclérose et rétraction consécutives.

Nous devons une mention spéciale au pronostic du torticolis *auriculaire*.

L'apparition du torticolis dans le cours d'une affection de l'oreille est un signe de mauvais augure, en rapport avec les complications cérébrales, cérébelleuses, méningées, les inflammations propagées à l'apophyse mastoïde, les fusées purulentes, la thrombose du sinus et de la veine jugulaire. Le torticolis auriculaire ne présente en lui-même aucune gravité. Il peut cependant se reproduire périodiquement sous l'influence des poussées otiques et exceptionnellement devenir permanent.

La variété *articulaire* du torticolis aigu, exposant à des récidives, à des retentissements sur les organes voisins et au passage fréquent à l'état chronique est plus grave que la variété musculaire.

Le pronostic du torticolis *chronique* dépend de sa nature, de son degré, de l'état des muscles et de son ancienneté.

Le pronostic du torticolis *congénital* est surtout grave par la difformité choquante et gênante qu'il produit, par son aggravation fréquente, par les troubles consécutifs de la phonation, de la respiration, de la vision, de l'intelligence, etc.

Comme atténuation à la gravité de l'affection, on doit faire remarquer que les opérations pratiquées pour sa cure sont simples, exemptes de dangers, les accidents opératoires graves étant absolument exceptionnels.

La gravité du torticolis congénital dépend encore de son degré et surtout de son ancienneté. Lorsque le torticolis est invétéré, datant de plusieurs années, il existe en effet des déviations de la colonne vertébrale, de l'atrophie du crâne et de la face contre lesquelles les traitements les mieux dirigés sont souvent impuissants. Dans ces cas, l'asymétrie faciale peut persister après la guérison du torticolis.

Il est à remarquer que le redressement du torticolis modifie en général très peu l'hémiatrophie cranio-faciale.

Le pronostic est surtout sérieux dans la deuxième forme de torticolis avec scoliose décrite page 88.

Bien que dans ces cas l'inclinaison de la tête soit légère et que la difformité paraisse peu importante, après la section du muscle, on n'obtient qu'un redressement insignifiant de la difformité. La compensation occipitale devient complète, mais la scoliose cervicale persiste et on ne peut que très difficilement déshabituer le sujet de son attitude vicieuse.

La cure hâtive du torticolis congénital permet d'éviter la plupart des complications signalées du côté de la colonne vertébrale. Elle modifie quelquefois légèrement l'atrophie et l'asymétrie cranio-faciale.

Certaines formes de torticolis congénitaux, avec difformité moyenne et légère rétraction des muscles et des parties fibro-celluleuses du cou, présentent un pronostic très favorable et guérissent spontanément ou à la suite d'un traitement peu important. D'autres formes s'accusent, au contraire, à la naissance par une rétraction et une atrophie musculaires invincibles, ne subissant aucun changement avec l'âge et réclament un traitement chirurgical rigoureux.

Le torticolis *acquis* des très jeunes enfants comportent presque toujours un pronostic très défavorable. Les lésions provocatrices de la difformité produisent en effet un arrêt de développement irrémédiable des muscles du cou. La difformité sera d'autant plus prononcée que la cause provocatrice sera plus importante, plus persistante, que le développement sera plus rapide.

De même que pour les formes aiguës, les torticolis *chroniques articulaires* sont en général plus graves que les torticolis *musculaires*.

Les torticolis *articulaires chroniques* et *osseux* (*par mal de Pott*) présentent un pronostic sérieux surtout en rapport avec la maladie provocatrice. Les arthrites occipito-atloïdiennes, le mal de Pott sous-occipital offrent une gravité exceptionnelle en raison des difformités à marche progressive, difficilement curables, des troubles nerveux, de l'état général grave qui accompagnent le torticolis.

La cure de la difformité est plus facilement obtenue, sans exposer le sujet à de graves dangers, dans les torticolis musculaires chroniques, principalement lorsque les muscles sont simplement contracturés, sans rétractions consécutives importantes.

Nous signalons plus loin la difficulté et les dangers du redressement et de la cure de certains torticolis chroniques articulaires.

Le torticolis *rachitique* offre généralement un pronostic bénin.

Les torticolis chroniques d'*origine nerveuse* présentent un pronostic en rapport avec l'affection dont ils dépendent.

Certains torticolis spasmodiques, qui résistent à tout traitement, ont une gravité particulière.

CHAPITRE VII

Traitement.

Torticolis aigu. — Le torticolis *aigu*, dans sa première période inflammatoire, sera traité par des moyens médicaux dirigés contre le rhumatisme musculaire. On recommandera les fomentations chaudes, les liniments calmants et narcotiques, les injections sous-cutanées de morphine ou de glycéro-phosphate de soude à dose de 20 centigrammes par injection, une à deux injections par jour (A. Robin), les vésicatoires volants ou pansés avec un sel de morphine, les pulvérisations d'éther (Verneuil) ou de chlorure de méthyle.

A. Robin recommande, dans la forme articulaire du torticolis aigu *a frigore*, le jaborandi qui lui a donné de rapides succès.

D'après cet auteur, la dose à administrer chez l'adulte est de 4 grammes de feuilles en infusion. Les feuilles doivent macérer huit à douze heures dans 10 grammes d'alcool; on verse ensuite sur le tout 150 grammes d'eau bouillante. L'infusion sera prise le matin à jeun, en une fois. Une demi-heure ou un quart d'heure après, apparaît déjà la salivation, puis la diaphorèse.

Chez l'enfant de dix à quinze ans, la dose sera de 1gr,50 à 2 grammes. En général, pour mieux suivre l'effet du médicament il faut laisser un jour d'intervalle entre les doses, si plusieurs doses sont nécessaires.

Le salicylate de soude sera indiqué dans les mêmes conditions, principalement si le rhumatisme se généralise.

L'*extension continue de la tête et du rachis cervical* avec l'appareil (fig. 29) et la technique que nous indiquons plus loin (p. 172) pour le traitement des torticolis chroniques, donne de magnifiques résultats, la guérison étant en général obtenue très rapidement, au bout de trois à quatre jours. L'extension continue et le massage sont les méthodes de choix de traitement du torticolis aigu.

Le *massage* recommandé par Martin (1837) et Récamier (1838) est un moyen de traitement des torticolis, et particulièrement du torticolis aigu, d'une très grande valeur. Il permet d'agir d'une façon efficace sur les arthrites et les raideurs vertébrales, sur les contractures douloureuses réflexes, sur les rétractions et les infiltrations des muscles du cou et enfin sur les engorgements ganglionnaires.

La façon de pratiquer le massage du cou dans le torticolis varie suivant la nature, le siège, le point de départ de l'affection.

La technique diffère peu dans le torticolis aigu ou chronique.

Très fréquemment, le massage devra principalement porter sur la région cervicale du rachis qui, ainsi que nous l'avons établi, est primitivement atteinte dans la généralité des cas de torticolis aigu ou chronique.

Le sujet, la poitrine découverte, les épaules tombantes, un poids dans la main du côté du torticolis, la tête en extension, légèrement renversée en arrière, est placé debout devant l'opérateur. Il doit garder l'immobilité et respirer largement.

La main du chirurgien est, du côté opposé au torticolis, placée en pronation à la partie supérieure du cou; elle sert de point d'appui et reste immobile pendant toute la durée de l'opération.

Du côté du torticolis, la main de l'opérateur d'abord placée en supination, le bord cubital correspondant à la partie supérieure du cou, glisse, exécutant un quart de tour sur son axe, pour se mettre en contact par toute sa face palmaire avec le cou et exécute des frictions de haut en bas, au niveau des muscles principalement atteints. Arrivé à la clavicule, la main cesse le mouvement de descente pour reprendre le massage à la partie supérieure du cou.

Nous recommandons de préférence la position du chirurgien, placé debout, derrière le malade, la main du côté du torticolis, appuyée sur la partie latérale du cou, les pouces formant point d'appui sur la partie postérieure (Hoeffinger).

Cette position rend plus facile le massage du trapèze et du rachis cervical.

Pour pratiquer le massage du cou chez des enfants indociles, il est souvent nécessaire de les coucher sur les genoux du chirurgien, le tronc et les membres inférieurs soutenus par un aide, ou sur une table.

Nous recommandons tout particulièrement le massage pratiqué dans la suspension verticale, le sujet placé dans la position indiquée dans la figure 47.

Nous avons retiré d'excellents résultats du massage, pratiqué dans cette position spéciale, dans les torticolis aigus ou chroniques.

L'extension du cou et des muscles contracturés du torticolis (Larghi) est, du reste, le complément indispensable du massage qui doit être exécuté avec les mains, si l'on ne possède pas un appareil à suspension.

Les *manipulations* (voir p. 104 et 204) sont un utile complément du massage. Elles conviennent surtout lorsque le torticolis tend à passer à l'état chronique et s'accuse par de la raideur du rachis.

L'*électricité*, sous ses différentes formes, est très souvent indiquée dans le traitement du torticolis aigu ou chronique.

La faradisation et la galvanisation (Remak, Mac-Lane, Hamilton, Onimus, Erb) ont été tour à tour recommandées dans le torticolis aigu d'origine rhumatismale.

La *faradisation* nous paraît surtout indiquée au début du torticolis aigu, dans sa période douloureuse. Le badigeonnage faradique de la peau, la faradisation énergique avec une bobine à gros fil des muscles affectés, produisant de fortes contractions, donnent le plus souvent d'excellents résultats.

Duchenne (de Boulogne), a préconisé les *courants induits* dans le traitement du torticolis, mais en recommandant d'appliquer les électrodes sur les muscles antagonistes du côté opposé au torticolis, afin d'en augmenter la force par des contractions énergiques.

Les *courants galvaniques* avec forte intensité (Onimus, Erb), l'anode étant placée au point le plus douloureux, réussissent souvent à faire disparaître la contracture réflexe et la douleur. Le courant galvanique agit dans ces cas sur les nerfs sensitifs, et produit une forte révulsion favorable.

Si l'on emploie les courants continus dans les torticolis *aigus d'origine réflexe*, le pôle positif est placé sur les premières vertèbres cervicales, le pôle négatif est promené sur les muscles contracturés. Après cinq ou six minutes d'application, on laisse les deux pôles à la même place pendant quelques minutes encore, sans déterminer d'interruption.

Dans les cas de *polyarthrite vertébrale rhumastismale*, aiguë ou chronique, on doit agir à la fois sur les muscles contracturés, sur les vertèbres et sur les articulations malades. Dans ce but, on applique les deux pôles d'une pile à courants continus sur la région du rachis cervical.

Les courants employés doivent être faibles de 20 à 30 milliampères environ.

Les courants galvaniques faibles sont surtout indiqués dans les cas de torticolis qui passent à l'état chronique et pour lesquels on doit redouter la dégénérescence des muscles et leur atrophie.

Nous avons souvent retiré d'excellents résultats de la *franklinisation* dans le traitement des torticolis aigus et chroniques. Dans le torticolis aigu au début, nous recommandons des séances assez rapprochées d'étincelles statiques sur la région douloureuse, suivies de souffles électriques, qui agissent favorablement en produisant une révulsion et la contraction des muscles atteints. Ce genre d'électricité doit être appliqué de la même façon dans les torticolis chroniques acquis.

Lorsque l'affection prend un caractère chronique, la tête doit être redressée et maintenue droite. L'anesthésie chloroformique, en faisant disparaître la contracture musculaire, permet ce redressement que doit maintenir un appareil contentif.

Torticolis cutané cicatriciel. — Le traitement habituel des cicatrices vicieuses convient à cette forme de torticolis : massage, appareils redresseurs, coupes ondulées (Dēcès J. Key), excision, autoplastie par glissement (Rynd), en cravate, en empruntant un lambeau à la partie postérieure du cou (Berger). Nous avons employé avec succès la méthode des greffes dans deux cas de torticolis cutanés cicatriciels importants.

La section des muscles sterno-mastoïdiens peut être indiquée dans les cas anciens compliqués de rétraction consécutive de ces muscles.

Torticolis chronique congénital. — Lorsque le chloroforme a permis de constater l'existence d'un torticolis *par rétraction*, il faut recourir au traitement de cette forme de déviation du cou, la plus communément observée dans la chirurgie orthopédique.

Il est à remarquer que quelques torticolis congénitaux, assez prononcés au moment de la naissance, guérissent spontanément ou sous l'influence d'un traitement peu important (massages, suspensions, etc.).

Pour un grand nombre d'auteurs le traitement du torticolis congénital consiste dans la ténotomie sous-cutanée du sterno-mastoïdien, suivie de l'application d'appareils orthopédiques en général très compliqués. Le torticolis ainsi soigné peut être amélioré, mais il est rarement complètement guéri. Les récidives sont fréquentes.

Nous avons insisté depuis longtemps sur les importants principes qui doivent guider dans la cure de cette difformité :

1° Opérer *dès la troisième année*. La limite de sept ans, fixée par les chirurgiens, nous paraît trop éloignée et nous trouvons de grands avantages à redresser la difformité dans les premières années de la vie. Au dessous de deux ans, la section sous-cutanée ou à ciel ouvert peut présenter quelques dangers; la contention et le traitement consécutif sont plus difficilement supportés. Nous avons cependant opéré avec succès deux jeunes enfants de deux ans.

2° Sectionner *complètement* les parties tendineuses, fibreuses, aponévrotiques et musculaires qui s'opposent au redressement. La méthode de la ténotomie à ciel ouvert a réalisé un important progrès en permettant la section de *toutes* les parties rétractées dans les torticolis anciens;

3° Redresser, immédiatement après la ténotomie, la scoliose cervicale;

4° Maintenir, dans quelques cas exceptionnels, le redressement après l'opération au moyen d'appareils très simples n'empêchant pas les massages et les exercices quotidiens de redressement;

5° Faire un traitement consécutif orthopédique et gymnastique rigoureux, dirigé surtout contre les déviations vertébrales. Faire des exercices de redressement passif et actif qui donnent une correction et une guérison parfaites.

Nous renvoyons aux ouvrages d'anatomie et particulièrement aux études récentes de Maubrac et de P.-E.-M. Duval, qui signalent les particularités anatomiques et les anomalies des troncs artériels et veineux de la région sterno-mastoïdienne. Nous rappellerons que le muscle sterno-cléido-mastoïdien doit être considéré comme un quadriceps (Krause, Testut, Maubrac), les faisceaux sterno-mastoïdien, sterno-occipital et cléido-occipital formant la couche superficielle du muscle, le cléido-mastoïdien constituant la couche profonde (Farabeuf).

Rappelons les divers procédés opératoires de ténotomie du sterno-mastoïdien actuellement en usage.

Ténotomie du sterno-cléido-mastoïdien

Ténotomie sous-cutanée.

Faisceau sternal. — Le sujet étant profondément anesthésié, couché à plat sur la table d'opération, on glisse sous ses épaules un coussin dur. L'aide, placé derrière la tête, la saisit en déprimant fortement le front de la main gauche, tandis que de la droite il communique un mouvement de rotation du côté opposé à celui où doit se pratiquer l'opération. Un autre aide abaisse fortement l'épaule du côté du torticolis. Ces manœuvres ont pour but de faire saillir fortement le muscle et le tendon du sterno-cléido-mastoïdien et de le détacher des parties sous-jacentes.

Le chirurgien, placé de côté, après s'être assuré de la position des veines superficielles, de l'artère carotide et de l'état d'isolement des faisceaux à diviser, fait glisser la peau latéralement en dehors, à l'aide du pouce de la main gauche, et ponctionne avec le ténotome pointu au bord externe du tendon et à 15 ou 20 millimètres au-dessus de son insertion, afin d'éviter la portion horizontale de la jugulaire antérieure et la jugulaire externe. Le ténotome aigu est retiré et remplacé par le ténotome mousse. La peau, tenue par le pouce de la main gauche, est relâchée, l'aide place le muscle en léger relâchement pendant que l'instrument est placé à plat par de légers mouvements de va-et-vient au-dessus du tendon à diviser, son extrémité venant raser de près le bord interne du tendon.

On évite ainsi la portion de la jugulaire antérieure. L'aide imprimant à la tête le mouvement de rotation primitif et le tendon fortement tendu à nouveau, le ténotome est retourné, son tranchant dirigé du côté du tendon qui vient se couper lui-même, sans qu'il soit nécessaire de pratiquer des mouvements de scie indiqués à tort par quelques opérateurs.

On peut sectionner le tendon sur le doigt qui déprime, en s'enfonçant, les parties superficielles. On peut ainsi apprécier l'importance et l'étendue des parties à sectionner (Jalaguier).

Le défaut de résistance et un bruit sourd caractéristique indiquent que la section est complète.

Le chirurgien retire la lame en la plaçant à plat, pendant qu'il presse avec l'index gauche les téguments sur la lame pour empêcher la pénétration de l'air et faire sortir les quelques gouttes de sang extravasées sous la peau, il lave la plaie cutanée avec une solution au sublimé et il pratique une occlusion aseptique avec du collodion.

La section du tendon peut être pratiquée de la superficie vers la profondeur (section *prétendineuse* ou *sus-tendineuse* de Syme, Bouvier, J. Guérin) ou de la profondeur vers la peau (méthode *rétro-tendineuse* ou *sous-tendineuse* de Dupuytren, Duval, Sabatier). Nous préférons en général le premier procédé.

La section d'arrière en avant, d'après Gross et Sabatier (de Montpellier), expose moins à la lésion des vaisseaux profonds et de la portion verticale de la jugulaire antérieure.

Faisceau cléidien. — Le sujet et le tendon étant placés comme précédemment, on fait un pli vertical à la peau sur le côté externe du tendon à sectionner, de façon à ce que le milieu du pli soit porté au-dessus de la clavicule; puis on engage le ténotome à la base du milieu du pli, à 15 ou 20 millimètres au-dessus de la clavicule, au bord externe, au-dessus ou au-dessous du tendon claviculaire, on le sectionne de dehors en dedans ou de dedans en dehors, en suivant les règles indiquées plus haut pour la ténotomie du faisceau sternal. La ténotomie des faisceaux cléidiens, et particulièrement du faisceau cléido-mastoïdien qui est profond et très rapproché du plan aponévrotique qui recouvre les gros vaisseaux du cou, expose plus que celle des faisceaux sternaux à la lésion de ces vaisseaux.

La section, d'*avant en arrière*, recommandée par J. Guérin, permet d'éviter plus sûrement la blessure de la jugulaire externe (Dubreuil), mais expose davantage à la lésion des vaisseaux profonds. Sabatier (de Montpellier), recommande la section d'*arrière en avant*.

Lorsque la section des deux faisceaux du sterno-cléido-mastoïdien est indiquée, l'opération peut être faite en deux temps et au moyen de deux ponctions, suivant le procédé décrit. Bouvier coupait du même coup les deux portions, sternale et claviculaire, d'arrière en avant, au moyen d'une seule ponction au côté externe du faisceau sternal. Poussant la peau avec le doigt sous le côté externe du muscle, il introduisait le ténotome dans cette sorte de gouttière. Bonnet employait un procédé analogue. Sédillot recommandait de laisser un certain temps entre les deux opérations de section tendineuse.

Ténotomie à ciel ouvert

Le sujet étant placé dans la position classique destinée à faire saillir les tendons sternal et claviculaire, la peau ayant été soigneusement aseptisée, le chirurgien pratique au bistouri l'incision cutanée. La direction de cette incision varie suivant les opérateurs.

Keetley, Piéchaud, Bradford, Lannelongue, P.-E.-M. Duval pratiquent une incision transversale, perpendiculaire au muscle, parallèle au bord supérieur de la clavicule, à un centimètre au-dessus et avec une étendue de 2 à 4 centimètres (Verneuil, Kirmisson, Quénu, Redard).

Volkmann fait une incision oblique, presque verticale, assez longue, le long du bord externe du sterno-mastoïdien lui permettant de dénuder le muscle, de l'isoler de ses parties avoisinantes, de le sectionner ou d'en réséquer même quelques parties.

A. Lorenz recommande une incision très courte, placée entre les deux chefs du muscle, à partir du chef sternal, en obliquant en dehors et en haut vers le bord interne du chef claviculaire. On peut se contenter, d'après cet auteur, d'une incision de 2 et demi à 3 centimètres.

Phocas, Vincent, Levrat, font des incisions verticales au niveau du bord interne du muscle sterno-mastoïdien. De même que Lorenz, Phocas préconise des incisions très courtes de 2 à 3 centimètres.

Ce procédé, d'après Phocas, a l'avantage, tout en permettant la section facile des deux tendons, d'éviter la cicatrice qui mesure seulement 1 centimètre à 1 centimètre et demi. Cette cicatrice verticale, située assez bas, peut facilement se dissimuler. Lorenz reconnaît que les petites incisions verticales rendent l'opération moins facile que lorsque l'incision est longue. Phocas indique que son procédé n'est pas applicable dans tous les cas, dans les torticolis anciens avec corps musculaires volumineux, tassés et ramassés sur eux-mêmes, dans les cas d'attaches irrégulières et dans les anomalies vasculaires.

Les petites incisions, les incisions verticales trop courtes ne nous paraissent pas avantageuses. Elles nécessitent des manœuvres difficiles et dangereuses, destinées à placer dans le champ opératoire les deux faisceaux tendineux du sterno-mastoïdien ; elles ne permettent pas de voir exactement les parties profondes à diviser, d'éviter les vaisseaux et les nerfs et de lier facilement les veines ou les artères dans le cas d'hémorragie. Elles enlèvent au procédé de section à ciel ouvert un de ses avantages principaux, celui de permettre de voir toutes les parties à diviser, surtout les faisceaux profonds, en évitant les vaisseaux et les nerfs dangereux à blesser dans la région du cou.

Nous recommandons et pratiquons toujours en conséquence une incision cutanée transversale, perpendiculaire au muscle, de 2 à 4 centimètres environ, parallèle au bord supérieur de la clavicule et à un centimètre au-dessus.

La peau ayant été sectionnée avec soin, on divise l'aponévrose. Le tendon ayant été placé dans un demi-relâchement, après isolement, on le charge, ou comme une artère, sur la sonde cannelée, où on l'attire en avant à l'aide d'une érigne pour le sectionner (Vincent).

La section d'avant en arrière du tendon de la gaine et des fibres musculaires, soulevés avec la pulpe de l'index est faite avantageusement avec de forts ciseaux mousses (Keetley, Verneuil). La section des muscles avec des ciseaux avait déjà été recommandée au XVIIe siècle par Florianus.

Dans le but de faciliter la réparation du tendon, Vincent le coupe obliquement.

En général, on doit pratiquer la section des deux faisceaux tendineux. Après section du faisceau sternal, on dénude le faisceau claviculaire, on le charge et on le sectionne. Toutes les parties fibreuses profondes ou musculaires qui s'opposent au redressement parfait de la difformité sont saisies avec des pinces à mors larges, attirées en avant et sectionnées avec des ciseaux.

La tête étant placée en forte rotation du côté opposé à celui du torticolis, la pulpe de l'index explore les profondeurs de la plaie et recherche les parties fibreuses rétractées et en tension qui doivent être divisées.

On place, s'il y a lieu, des pinces à forcipressure sur les vaisseaux importants et on en pratique la ligature. On fait une réunion très soignée de la plaie avec du crin de Florence ou avec des fils d'argent et on applique un pansement aseptique. Le drainage recommandé par quelques auteurs, nous paraît inutile et dangereux. La réunion par première intention sera toujours obtenue, si les règles de l'asepsie ont été rigoureusement suivies.

Quelques chirurgiens (Tillaux) ont recommandé

récemment la section musculaire du tronc commun au muscle sterno-cléido-mastoïdien dans un point assez rapproché de l'apophyse mastoïde Dieffenbach avait déjà pratiqué la myotomie à la partie supérieure du tronc commun aux deux faisceaux du sterno-cléido-mastoïdien. Tillaux recommande une incision verticale de 2 centimètres, parallèle au muscle, commençant à un travers de doigt au-dessous de l'insertion du muscle à l'apophyse mastoïde. Deux écarteurs étant placés sur les bords du muscle, on le divise de dehors en dedans. Dans un dernier temps on sectionne les brides aponévrotiques périmusculaires.

Extirpation partielle ou totale du sterno-cléido-mastoïdien.

Volkmann, Hadra, J. Mikulicz (de Breslau) ont pratiqué dans quelques cas de torticolis musculaire l'extirpation partielle du sterno-cléido-mastoïdien, J. Mikulicz vient de conseiller l'extirpation totale de ce muscle pour des torticolis rebelles, résistant à la ténotomie et au traitement orthopédique.

Voici la technique opératoire, que recommande ce chirurgien : une incision de 3 à 4 centimètres, comprenant la peau et le muscle peaucier, est pratiquée entre les faisceaux claviculaire et sternal du sterno-mastoïdien. On isole les insertions inférieures de ce muscle, en écartant au moyen d'instruments mousses les bords de la plaie, d'abord du côté du faisceau claviculaire puis du côté du faisceau sternal, soulevant le muscle et protégeant les parties profondes au moyen d'un écarteur, on sectionne près des surfaces osseuses d'insertion les tendons que l'on saisit avec une pince à forcipressure, puis, les attirant en haut, on arrive à les isoler des tissus voisins avec le bistouri et le décolle-tendons, et en donnant à la tête une position telle que le muscle se trouve tendu. On incline ensuite la tête dans l'attitude vicieuse qu'elle avait auparavant, et on pratique l'énucléation du sterno-mastoïdien qui peut être effectuée jusqu'à l'apophyse mastoïde, sans avoir besoin d'agrandir l'incision cutanée primitive.

On sectionne l'insertion musculaire à l'apophyse mastoïde, en évitant la jugulaire et en conservant la partie supérieure et postérieure du sterno-mastoïdien, à travers laquelle passe le nerf spinal.

On incline en dernier lieu la tête du côté opposé au torticolis, afin de tendre les travées fibreuses de la gaine que l'on sectionne.

On suture la plaie sans drainage, on immobilise la tête dans sa position normale et on applique un pansement légèrement compressif.

I. — Les *indications* de la ténotomie dans le traitement du torticolis sont nombreuses.

Cette opération est indiquée dans les rétractions véritables du sterno-mastoïdien, dans les torticolis anciens avec rétraction des deux faisceaux et brides aponévrotiques profondes.

Elle est contre-indiquée lorsqu'il existe des contractures des muscles cervicaux postérieurs, des déformations vertébrales importantes et dans les torticolis très peu marqués du jeune âge, dont la guérison peut souvent être obtenue par le massage et les manipulations de redressement.

La ténotomie portera, suivant les cas, sur un seul ou sur les deux faisceaux du sterno-mastoïdien. La ténotomie des autres muscles (peaucier, trapèze, etc.) est très rarement indiquée.

La ténotomie sous-cutanée ou à ciel ouvert ne constitue qu'une partie du traitement du torticolis. Elle doit être considérée comme un acte préparatoire important à la cure orthopédique consécutive et surtout au redressement de la colonne vertébrale. Pratiquée seule, sans redressement du rachis et traitement orthopédique consécutif, la ténotomie du sterno-cléido-mastoïdien ne produit qu'une correction passagère de l'attitude vicieuse de la tête.

Dans quels cas la ténotomie *sous-cutanée* doit-elle être préférée à la ténotomie *à ciel ouvert ?*

Anciennement pratiquée par J. Minnius (1652), Roonhuyse (1670), J. van Meeckren (1675) Florianus, Blasius, Sharp, Ten Haaf, Cheselden, Amussat, Roux, Magendie, Sani (de Rome) (1841), récemment recommandée par Volkmann, A. Lorenz, Heinecke, Billroth, Keetley, E. Owen, Lucas-Championnière,

Lannelongue, Levrat, Kirmisson, Schwartz, Piéchaud, P.-E.-M. Duval, Phocas, Vincent, Dessirier, C. Taccoen, Ducurtil, la section à ciel ouvert du sterno-mastoïdien a pour avantages de permettre de diviser, avec une grande précision, *tous* les tissus fibreux et aponévrotiques rétractés des torticolis anciens.

C'est une opération assez facile, n'exposant pas à des accidents opératoires primitifs ou secondaires, qui permet d'éviter la blessure des troncs vasculaires ou nerveux, normaux ou anormaux, et qui abrège très notablement la durée du traitement orthopédique consécutif. Elle rend inutiles les appareils orthopédiques si compliqués, employés encore dans ces dernières années dans un but de redressement complémentaire après les ténotomies.

L'opération à ciel ouvert présente l'inconvénient, principalement important chez les femmes, de laisser une cicatrice ou une chéloïde souvent très apparente à la partie inférieure du cou (Berger, Weinlechner, Jalaguier, Gross), qui se déplace quelquefois du côté de la partie supérieure du cou, malgré la réunion la plus parfaite et la plus aseptique, qui se développe en longueur et en épaisseur suivant le développement des parties où elle siège (W. Adams). Nous indiquons plus loin (p. 199) que les cicatrices chéloïdiennes à la suite des sections à ciel ouvert pour torticolis sont très rarement observées.

Les petites incisions (Lorenz, Vincent), les courtes incisions verticales ne mettent pas complètement à l'abri des cicatrices, mais présentent ce grand inconvénient de ne pas donner un espace suffisant pour la section complète des parties fibreuses et aponévrotiques profondes.

La section à ciel ouvert, malgré les avantages signalés, ne nous paraît pas devoir remplacer d'une façon absolue la ténotomie sous-cutanée. Les indications de la ténotomie sous-cutanée sont devenues extrêmement restreintes, il est vrai, mais cette opération très simple conviendra encore dans quelques cas de rétraction isolée d'un des chefs du sterno-mastoïdien, particulièrement du faisceau sternal, lorsque le muscle est mince, facile à isoler et à soulever sur le doigt (Bouvier, Berger, Weinlechner, Jalaguier, Gross, Sabatier).

W. Adams vient de recommander tout récemment (1896), la ténotomie exclusivement sous-cutanée, reprochant surtout à la section à ciel ouvert les cicatrices vicieuses, apparentes et qui s'accroissent en suivant le développement des sujets opérés.

Les blessures des vaisseaux dans la ténotomie sous-cutanée du sterno-mastoïdien signalées par Robert, Volkmann, A. Guérin, E. Owen, les lésions des nerfs sont exceptionnelles et peuvent être évitées par l'emploi d'un manuel opératoire régulier. On doit cependant tenir grand compte de la possibilité d'anomalies veineuses ou artérielles.

En résumé, la section *sous-cutanée*, quoique de moins en moins indiquée depuis la renaissance de la méthode à ciel ouvert, ne doit pas être complètement abandonnée.

Elle convient dans la rétraction isolée du faisceau sternal. Il faut faire une *sélection opératoire* (Verneuil), suivant les cas.

La section à *ciel ouvert* doit être pratiquée dans la majorité des cas. Elle est absolument nécessaire dans les torticolis anciens, avec rétraction des deux chefs du sterno-mastoïdien, brides fibreuses profondes, lorsque le muscle est large et épais et présente des connexions avec les parties profondes, lorsque enfin, dans le cours d'une opération sous-cutanée, on s'aperçoit qu'il existe des vaisseaux anormalement situés (Jalaguier) ou des brides fibreuses profondes au niveau du faisceau claviculaire.

On ne saurait trop insister sur ce fait que les grands progrès réalisés dans la cure du torticolis par rétraction sont dus à la pratique de la ténotomie à ciel ouvert et à l'application rigoureuse des soins orthopédiques consécutifs.

La *myotomie* du corps du muscle sterno-cléido-mastoïdien (Tillaux) ne nous paraît pas préférable à la ténotomie à ciel ouvert au lieu d'élection des deux faisceaux tendineux du muscle.

Elle expose à une cicatrice dans une région très apparente du cou.

Elle ne convient qu'à quelques cas particuliers.

L'*extirpation partielle* du sterno-mastoïdien ne

donne pas de meilleurs résultats que la ténotomie ou la myotomie à ciel ouvert.

L'*extirpation totale*, qui a donné quelques heureux résultats à J. Mikulicz, doit être réservée aux cas très rares de torticolis musculaires, récidivant et résistant au traitement chirurgical et orthopédique habituel.

La section à ciel ouvert suffit dans la grande majorité des cas pour lesquels il suffit d'obtenir une division complète de toutes les parties fibro-musculaires rétractées qui permet l'application du traitement orthopédique consécutif.

L'opération de Mikulicz, assez grave, exposant à la blessure de la jugulaire et du rameau accessoire du nerf spinal, a l'inconvénient d'être suivie d'un aplatissement du cou du côté où l'opération a été pratiquée.

II. — Suivant la pratique de Lorenz, nous recommandons des manipulations de redressement, ayant surtout pour but la correction de la scoliose cervicale fréquente, immédiatement après la ténotomie, le sujet étant encore profondément anesthésié.

Ces manipulations de *redressement forcé* se font suivant les règles indiquées page 184 et page 204.

Le chirurgien plaçant une main sur l'occiput, l'autre sur le front du sujet, imprime à la tête un mouvement de rotation du côté opposé à l'inclinaison vicieuse et la ramène progressivement et sans effort brutal du côté opposé. Quelques craquements entendus pendant cette manœuvre indiquent la rupture des parties fibro-aponévrotiques qui ont échappé au ténotome.

Ce premier temps exécuté, on applique les quatre doigts de chaque main sur la convexité de la scoliose cervicale, les pouces prenant point d'appui en avant et en arrière de l'oreille située du côté de la concavité, on redresse ensuite progressivement et en sens inverse l'arc vicieux décrit par la colonne vertébrale en déployant une force croissante et jusqu'à ce que l'oreille, située du côté de la convexité de la scoliose puisse être appliquée sur l'épaule du même côté.

Une pression directe exercée de haut en bas sur la tête du côté opposé au torticolis accentue sensiblement l'arc de redressement de la colonne cervicale. Dans nos observations, le redressement a été obtenu après des efforts d'une durée moyenne de quinze à vingt minutes.

Le *redressement forcé de la scoliose cervicale*, immédiatement après la ténotomie, donne en général d'excellents résultats. Dans les scolioses très rigides, on n'obtient quelquefois qu'une correction imparfaite de la difformité. Le traitement orthopédique consécutif complétera, dans ces cas, les premiers résultats obtenus par les manœuvres primitives de redressement.

Les manœuvres de redressement forcé de la scoliose cervicale doivent être faites avec prudence, graduellement et sans brusquerie. Récemment,

Reiner, chef de clinique d'Albert (de Vienne), a publié l'observation d'un jeune homme de dix-huit ans mort subitement sous le chloroforme, pendant les manipulations de redressement de la scoliose cervicale d'un torticolis.

Se basant sur d'intéressantes expériences cadavériques, Reiner attribue la mort de son opéré à une anémie aiguë du cerveau produite par la torsion de la carotide et de la vertébrale pendant l'acte opératoire.

Après lecture attentive de l'observation, nous pensons que la mort doit surtout être attribuée au chloroforme agissant sur un sujet qui présentait un développement imparfait de l'aorte et la persistance du thymus.

Dans nos nombreux redressements forcés de scolioses cervicales pour torticolis, nous n'avons, pour notre part, jamais noté aucun accident.

Bradford et Lovett ont recommandé récemment le redressement forcé de la tête et de la scoliose cervicale des torticolis congénitaux, après la section à ciel ouvert.

III. — Un grand nombre d'appareils ont été proposés dans le but d'augmenter ou de maintenir le redressement du torticolis, après les ténotomies.

Nous n'attachons qu'une médiocre importance à tous ces appareils, plus ou moins compliqués et jouissant d'une efficacité douteuse. Ainsi que nous l'avons établi, le succès de la cure du torticolis dépend surtout de la section complète de toutes les parties fibreuses, aponévrotiques et musculaires rétractées. Si cette section a été complète, le traitement consécutif sera singulièrement simplifié et consistera *uniquement* dans l'emploi du massage et de manipulations de redressement. Depuis plusieurs années, nous ne nous servons jamais d'appareils orthopédiques de soutien ou de redressement dans le traitement consécutif du torticolis congénital, nous contentant d'incliner légèrement la tête du côté opposé au torticolis au moyen d'un bandage très simple pendant trois ou quatre jours, c'est-à-dire pendant le temps nécessaire à la réunion par première intention de la plaie résultant de la ténotomie à ciel ouvert. Quelques chirurgiens anglais. ont adopté cette pratique (E. Owen, Little, B. Roth).

Nous signalerons cependant quelques appareils qui sont recommandables, lorsque les sujets opérés ne peuvent être surveillés et soumis au traitement par les manipulations et le massage.

Nous citerons en première ligne les *appareils à extension*, appliqués le sujet étant couché dans une position oblique et les *appareils à traction élastique*.

Nous avons souvent employé, dans les premiers jours qui suivent la ténotomie, le lit représenté dans la figure 29. Au bord supérieur d'une planche matelassée, se fixe une tige verticale qui reçoit un arc métallique qui peut être plus ou moins incliné d'un côté ou de l'autre et fixé, dans la position désirée, par une vis. Une mentonnière de Glisson s'adapte aux deux crochets de l'arc métallique. Cette disposition permet d'incliner la tête du côté opposé au tor-

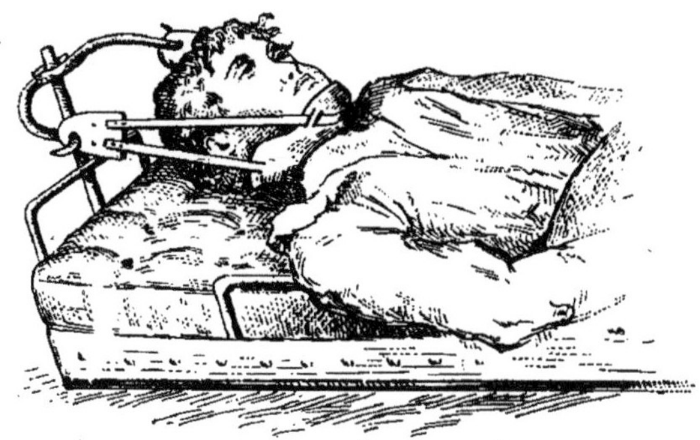

Fig. 29. — Notre modèle de lit à extension dans la position oblique.

ticolis en produisant une extension et un redressement prononcés.

La contre-extension, faite par le poids du corps est obtenue en plaçant le lit plus ou moins obliquement, l'extrémité inférieure de la planche reposant sur le sol, l'extrémité supérieure plus ou moins relevée par un chevalet ou un tréteau ou maintenue par des crampons fixés à un mur. L'extension est d'autant plus considérable que la planche est placée plus obliquement. Volkmann, Petersen, Keetley, Gross (de Nancy) emploient des lits analogues.

Les *lits mécaniques* de Delpech, J. Guérin, V. Duval sont compliqués, coûteux, peu pratiques. A l'exemple de Bradford et de Bracket, on peut immobiliser la tête pendant un certain temps après l'opération, sur un lit dur et résistant, en produisant le redressement au moyen de bandes de diachylon convenablement disposées.

De Saint-Germain se sert d'un appareil très simple composé d'un serre-tête étroit noué sous le menton ; un ruban de fil est cousu sur le bord circulaire postérieur, un autre au niveau de l'oreille du côté sain, l'un et l'autre sont fixés en contournant l'aisselle du côté sain et maintiennent la tête dans une position forcée d'inclinaison du côté opposé au torticolis.

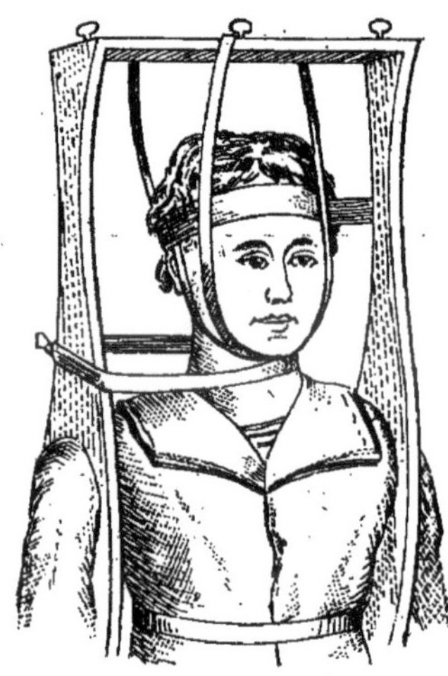

Fig. 30. — Appareil de Petrali.

Chez les filles, on peut, si les cheveux sont assez longs, les disposer en deux nattes que l'on nouera au-dessous de l'aisselle.

L'*appareil plâtré*, recommandé par Tillaux, Sayre, Vincent, permet de redresser la tête et de l'immobiliser dans une bonne position, mais c'est un appareil inamovible, lourd, gênant et qui s'oppose à tout traitement par le massage, les manipulations et l'électricité.

L'appareil de Petrali (fig. 30) est bien disposé pour produire le redressement, mais il est lourd et difficile à supporter.

Les *appareils à traction élastique* ont été adoptés

par un grand nombre de chirurgiens (Gilbert, J. Little, A.-J. Steele, L.-A. Sayre, Kirmisson).

Pour appliquer l'*appareil de L.-A. Sayre* (fig. 31), on place d'abord sur le front une large bande de diachylon, pour prévenir tout glissement. A chaque bout, on coud une bande de mousseline qui entoure la tête, et on fixe au bandeau, *du côté sain*, une courroie en anse dont le plein répond à l'aisselle. La longueur de cette courroie doit être juste suffisante pour maintenir la tête dans son attitude normale.

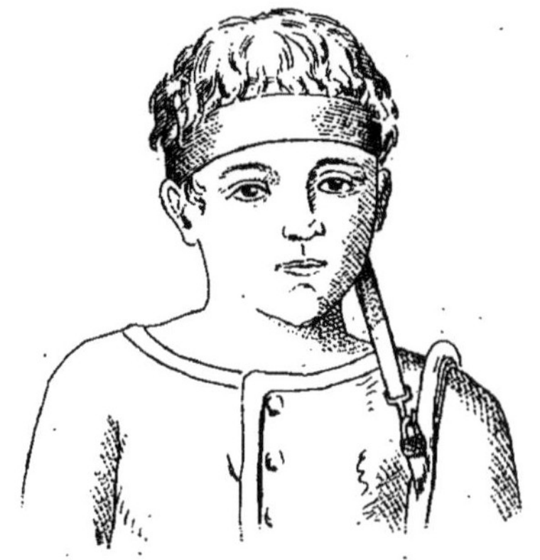

Fig. 31. — Appareil à traction élastique de L.-A. Sayre.

Little prend le point d'appui inférieur sur une ceinture thoracique ; Steele renforce et immobilise cette ceinture au moyen de courroies périnéales ; Kirmisson prend point d'appui sur la tête d'une part, sur le thorax d'autre part, à l'aide de deux bandes de diachylon enroulées autour de la poitrine et de l'extrémité céphalique. Il rapproche ensuite, l'une de l'autre, ces deux bandes à l'aide d'un tube de caoutchouc qui maintient la tête inclinée du côté opposé à la difformité.

Le diachylon présente un certain nombre d'inconvénients, il se déplace facilement, adhère aux cheveux, produit des compressions douloureuses.

Sédillot (1865), sur la tête, préalablement recouverte

d'un bonnet à mentonnière fixé par quelques tours de bande, attachait une bande de caoutchouc, dont le chef supérieur était fixé au-dessus de l'oreille du côté correspondant au sterno-mastoïdien divisé. La tête était alors inclinée dans le sens contraire à la déviation et on assujettissait l'extrémité inférieure de la bande de caoutchouc tendue, qui descendait derrière la nuque, sur le côté opposé de la poitrine.

C.-H. Golding Bird emploie un *ressort de porte* en caoutchouc disposé de telle façon que la tête soit tournée et que les yeux regardent obliquement en haut et à droite (torticolis à droite). On roule autour de la tête de l'enfant une bande de toile, en couronne ; le ressort est attaché au-dessus et derrière l'oreille droite, et vient se fixer en bas derrière le cou et l'épaule droite à un corset, par un crochet à peu près au niveau de l'angle de l'omoplate gauche.

Cet appareil, appliqué le lendemain de l'opération, doit être constamment porté dans la journée pendant un mois.

A. Lorenz emploie l'appareil représenté dans la figure 32 qui permet de placer la tête dans une position absolument inverse à celle de l'attitude pathologique.

Une couronne faite avec des bandes plâtrées recouverte de calicot ou de tricot, ouverte en arrière, avec des œillets et un lacet à ce niveau porte sur le côté un anneau. On fait passer une bande élastique autour du côté convexe du cou, puis on croise les deux extrémités, d'abord au-dessus, ensuite au-dessous de l'épaule du côté concave. On les conduit ensuite vers la cuisse du côté opposé ; le chef le plus long remonte de là pour passer dans l'anneau adapté à la couronne. On tend ce chef plus ou moins en produisant l'inclinaison de la tête et la rotation du côté malade.

Dans notre pratique, nous

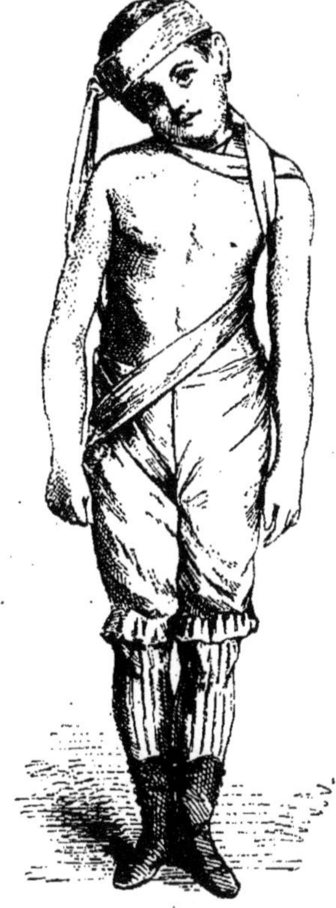

Fig. 32.
Appareil de A. Lorenz.

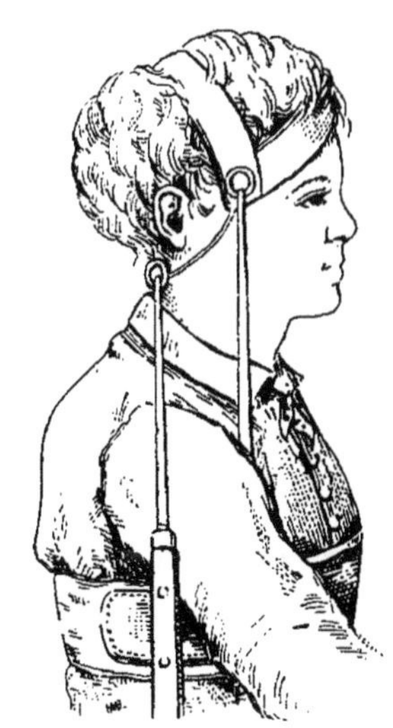

Fig. 33. — Appareil à traction élastique pour le torticolis de P. Redard.

nous sommes quelquefois servis de l'appareil représenté dans la figure 33, qui doit être porté dans l'intervalle entre les exercices orthopédiques.

Cet appareil se compose :

1° D'une ceinture thoracique assez large venant s'appuyer au-dessous des aisselles ;

2° De bandes d'étoffe assez résistantes soutenues par du carton, servant à former une sorte de bandage en T de la tête.

Une bande horizontale fait le tour de la tête, passe au-dessous de l'oreille, du côté où la traction doit être produite et bien en arrière de l'occiput. Une boucle permet de la serrer assez solidement. Une pièce de carton résistante, en forme de croissant, à concavité supérieure, est comprise dans la bande et sert ainsi à protéger l'oreille et à fournir un point d'appui à deux liens de caoutchouc placés suivant les indications de la figure 33.

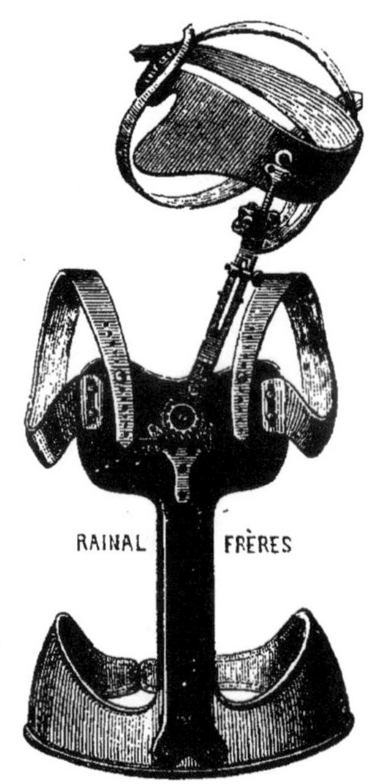

Fig. 34. — Minerve de Bouvier.

Ces liens de caoutchouc, assez solides et dont la tension peut varier, viennent se fixer à la ceinture thoracique.

Une bande verticale s'étend de la partie moyenne du front vers l'occiput et sert à consolider tout l'appareil. On peut, en tendant plus ou moins l'un ou l'autre lien élastique, mettre la tête dans une position inverse à celle de l'attitude pathologique. Le lien antérieur est placé de telle sorte que sa traction produit la rotation de la tête du côté malade.

Nous sommes peu partisans des appareils orthopédiques compliqués, coûteux, souvent inefficaces. Ces appareils ne doivent, dans tous les cas, jouer qu'un

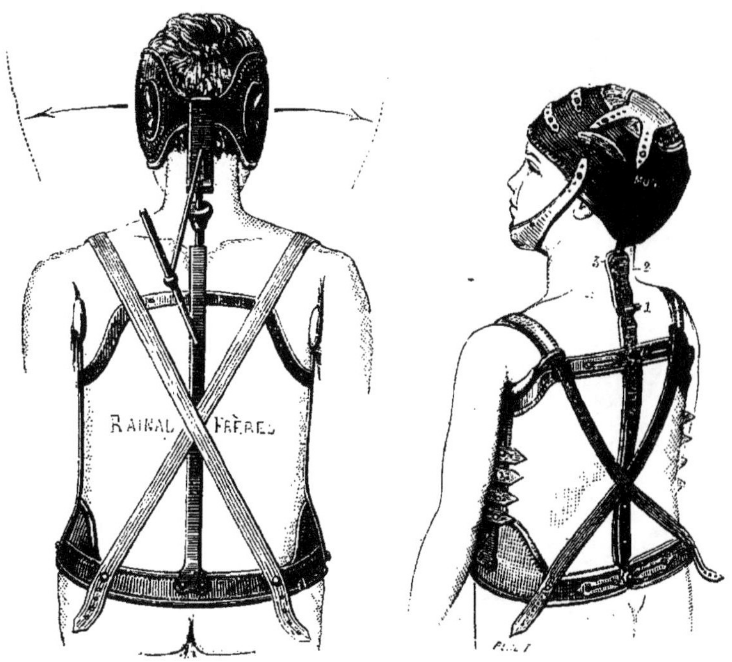

Fig. 35. Appareil de Richard.

Fig. 36. — Appareil dit à triple effet de Drutel et Blanc, modifié par de Saint-Germain.

rôle secondaire, en permettant de maintenir le redressement obtenu par la ténotomie, les manipulations et les massages. Ils conviennent mieux dans les torticolis postérieurs d'origine osseuse.

Les colliers ou minerves de Levacher (1762), Glisson, J. Guérin, Bonnet, Delacroix, Charrière, Mellet,

Bouvier (fig. 34), Richard (fig. 35), l'appareil de Drutel et Blanc, modifié par de Saint-Germain (appareil dit à triple) effet (fig. 36), les colliers de Mathieu, Gendron, Bigg, Bruns, Eulenburg, Langenbeck ne sont plus guère employés aujourd'hui.

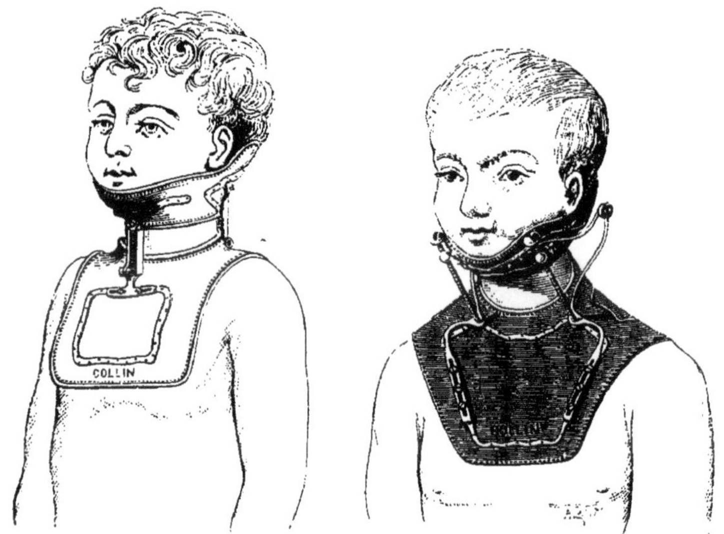

Fig. 37 et 38. — Appareils de Collin pour le torticolis.

Les colliers ou minerves de Collin (fig. 37, 38, 39 et 40), de Mathieu (fig. 41, 42 et 43), de Reynders et Markœ, de Davis (fig. 44 et 45) sont plus simples et peuvent être utiles dans quelques cas spéciaux, principalement dans les torticolis postérieurs, pour l'immobilisation, après redressement, des torticolis dépendant du mal de Pott.

IV. — Le traitement consécutif consiste dans l'emploi de *manipulations*, *actives* ou *passives*, d'*exer-*

cices de redressement, de l'*électricité*, du *massage*. Ce traitement, complément indispensable des interventions chirurgicales pour torticolis, d'une importance considérable, doit être commencé aussitôt que

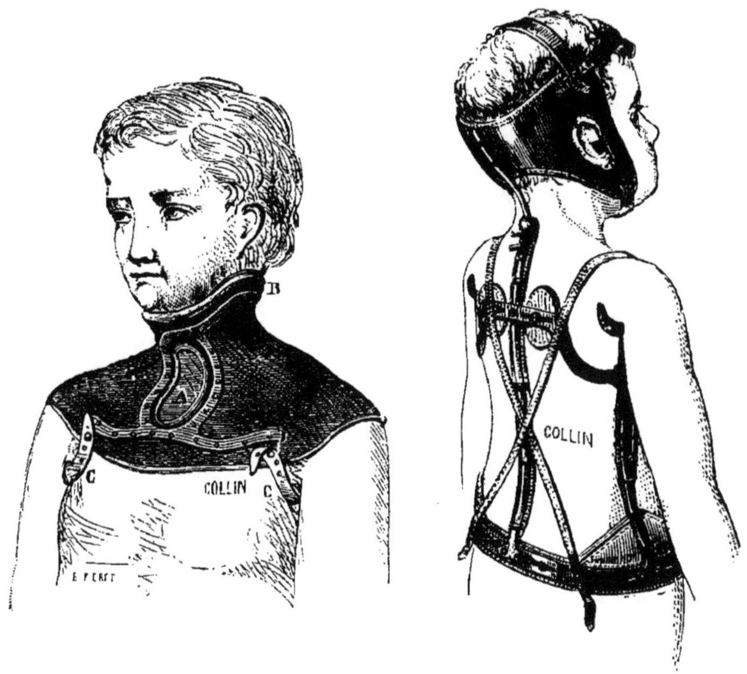

Fig. 39 et 40. — Appareils de Collin pour le torticolis.

possible. Dans notre pratique, nous soumettons notre malade aux manipulations et au massage dès que la plaie résultant de la section à ciel ouvert est cicatrisée, en général le cinquième jour après l'opération.

Les *manipulations*, *actives* et *passives*, qui ne doivent pas être confondues avec le massage, consistent dans des mouvements alternatifs et cadencés de flexion, d'extension, de redressement, du côté opposé au torticolis. Elles ont pour but de détendre et de redresser les parties encore contracturées, de fortifier les muscles relâchés et affaiblis, d'agir sur la scoliose cervicale qui accompagne presque toujours le torticolis ancien.

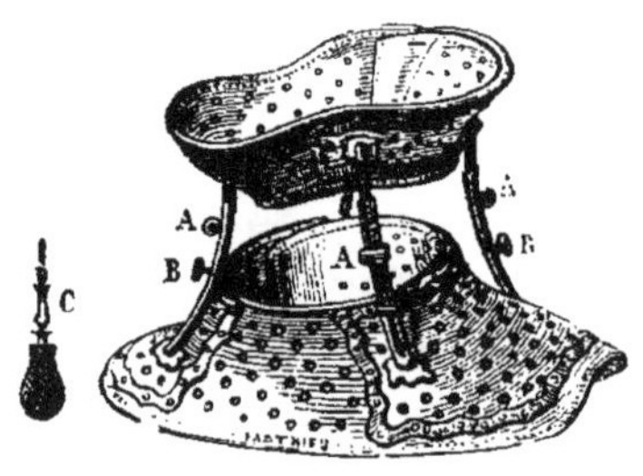

Fig. 41. — Appareil à inclinaison de Mathieu.

Les manipulations *passives* se font dans la position indiquée (fig. 65) pour le

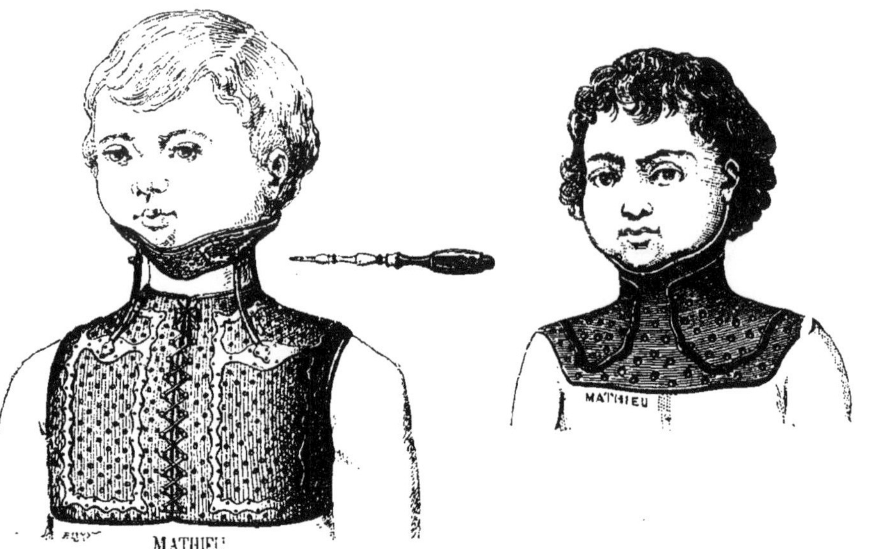

Fig. 42 et 43. — Colliers de Mathieu pour le torticolis.

redressement du torticolis postérieur (voir p. 205).

Cette position permet d'agir d'une façon efficace

sur les positions vicieuses de la tête, d'obtenir un redressement complet de la difformité, une extension avec rectitude du rachis cervical, en évitant les mouvements de l'épaule qui peut être énergiquement repoussée et abaissée par le chirurgien.

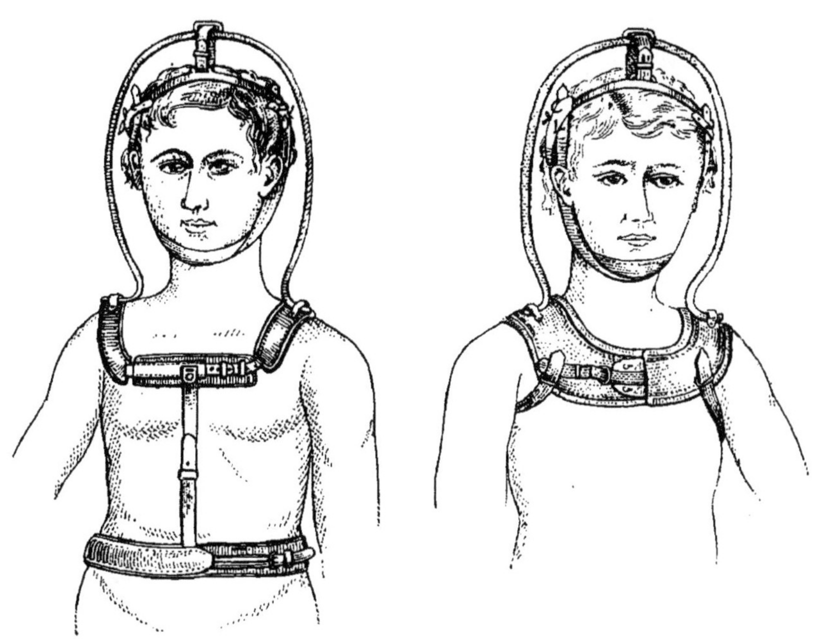

Fig. 44 et 45. — Appareils de Davis pour le torticolis.

On peut aussi placer les sujets entre les genoux, le dos en arrière, le tronc et les membres inférieurs soutenus par un aide, ou plus simplement en décubitus dorsal sur une table. Avec une main au niveau de la nuque du côté du torticolis, l'opérateur place le rachis et le cou en extension, tandis qu'avec l'autre main il presse assez fortement du côté opposé au torticolis, au niveau de la convexité de la scoliose cervicale (fig. 46).

Les manipulations passives, les pressions de redressement doivent se faire au début avec douceur et sans saccades, à de courts intervalles et en augmentant

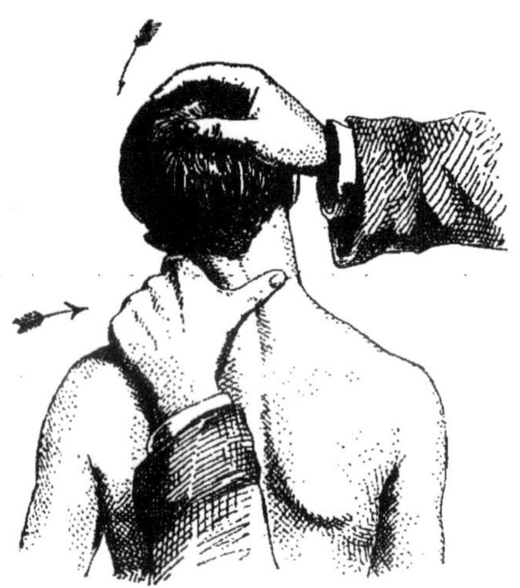

Fig. 46. — D'après Lorenz.

graduellement la force pendant cinq à dix minutes.

On pratiquera aussi le redressement passif au moyen de la *suspension verticale*, suivant les indications de la figure 47, d'après Lorenz.

L'étrier de l'appareil est déplacé du côté de la concavité de la courbure cervicale. La main du côté sain saisit la poignée, pendant que l'autre tient un poids destiné à abaisser l'épaule. La suspension verticale, très utile, avait été déjà recommandée dans le traitement du torticolis, par Nück et Solingen. Ces auteurs se servaient d'un collier à suspension, peu différent de celui actuellement en usage.

Les manipulations et les mouvements *actifs* sont destinés à fortifier les muscles affaiblis ou inactifs, principalement ceux qui unissent la tête à la colonne vertébrale. Ils sont faits, après les mouvements passifs, lorsque la mobilisation vertébrale est obtenue, et dans quelques cas, comme exercices préliminaires, avant le traitement chirurgical du torticolis.

Les mouvements à recommander sont très variables, ils doivent être exécutés très méthodiquement en se basant sur la fonction des muscles atteints. Ils sont exécutés contre la résistance du chirurgien et par le chirurgien contre la résistance du malade.

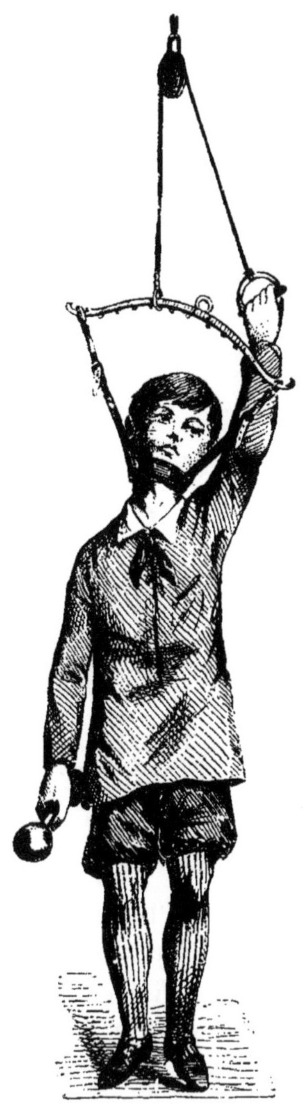

Fig. 47. — Redressement passif d'un torticolis au moyen de la suspension verticale.

Dans les cas de torticolis par rétraction, nous conseillons l'exercice de redressement suivant : le sujet, placé de côté, appuie la partie latérale du bassin et du thorax, du côté du torticolis, contre un plan résistant, une table, une barre de gymnastique.

Le chirurgien, en arrière du patient, place sa main à plat sur la partie latérale du cou du côté de la convexité cervicale opposé aux parties rétractées ; il engage alors le malade à faire des mouvements de flexion latérale de la tête, pendant qu'il oppose avec la main une résistance à ce mouvement.

Le sujet doit aussi faire seul, tous les jours, des mouvements actifs de redressement et d'inclinaison dans le sens opposé aux parties rétractées.

On invite le sujet à se regarder dans un miroir et à apprendre les mouvements qu'il doit faire pour obtenir la correction de sa difformité.

On peut, avec avantages, faire tenir pendant ces exercices, un poids par la main du côté du torticolis, le sujet ne peut ainsi faire remonter son épaule et la rapprocher de la tête qui a de la tendance à s'incliner de ce côté.

Les mouvements sont continués jusqu'à ce que le sujet arrive presque à toucher l'épaule du côté sain avec l'oreille de ce même côté.

Grâce à ces mouvements, régulièrement exécutés pendant un certain temps, on obtient la correction rapide de la difformité, la disparition de la scoliose cervicale.

Les mouvements actifs, lorsqu'ils sont exécutés par des sujets d'un certain âge, intelligents et dociles, donnent de rapides et brillants résultats.

Le *massage* est un complément très utile de la

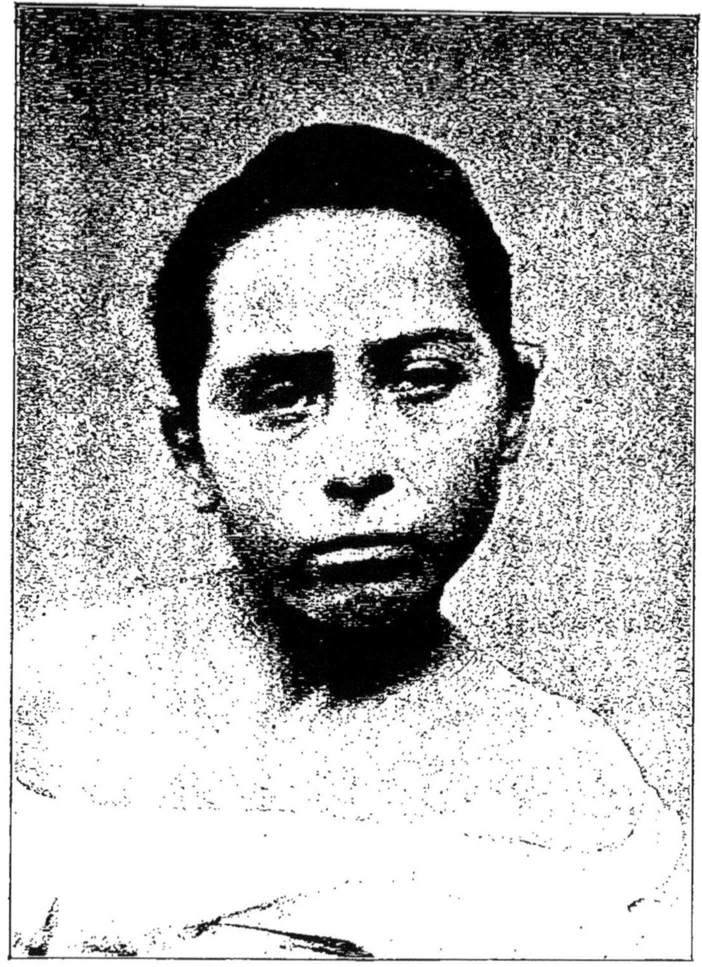

Fig. 48. — Torticolis congénital, avant l'opération.
(D'après une photographie de notre collection.)

gymnastique manuelle. Il doit être fait d'après les règles indiquées plus haut, en agissant au niveau des muscles primitivement rétractés et aussi au niveau des articulations de la région cervicale du rachis.

Le traitement par la gymnastique manuelle et le

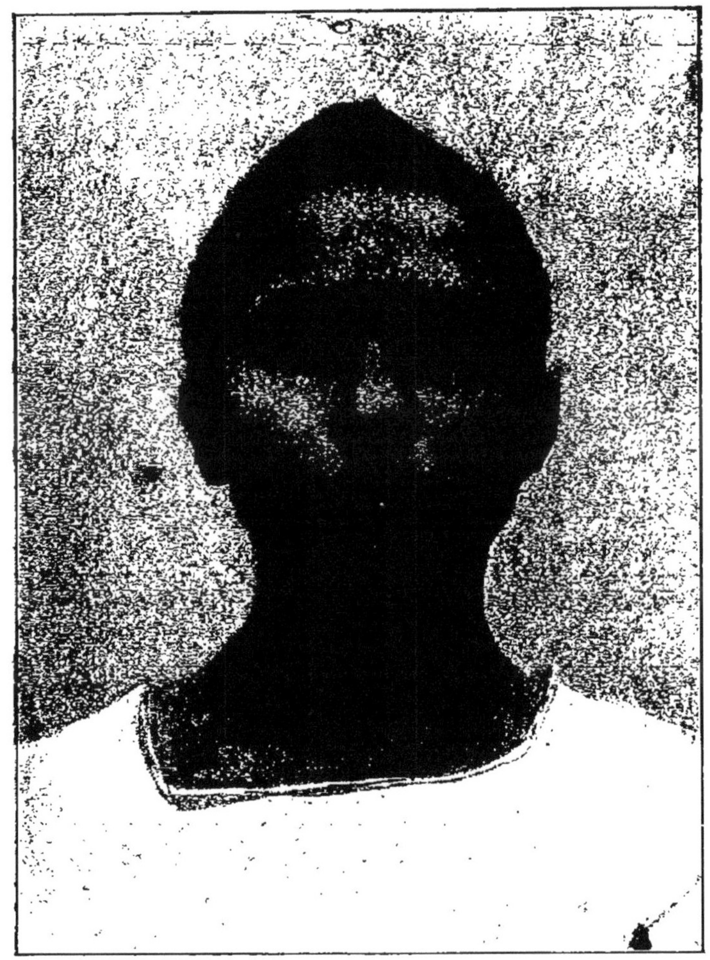

Fig. 49. — Le même sujet, après le traitement.

massage, institué après les sections musculaires et aponévrotiques à ciel ouvert aussi complètes que possible, donne des cures très rapides. Il met à l'abri des récidives très fréquentes par l'emploi des anciennes méthodes de traitement.

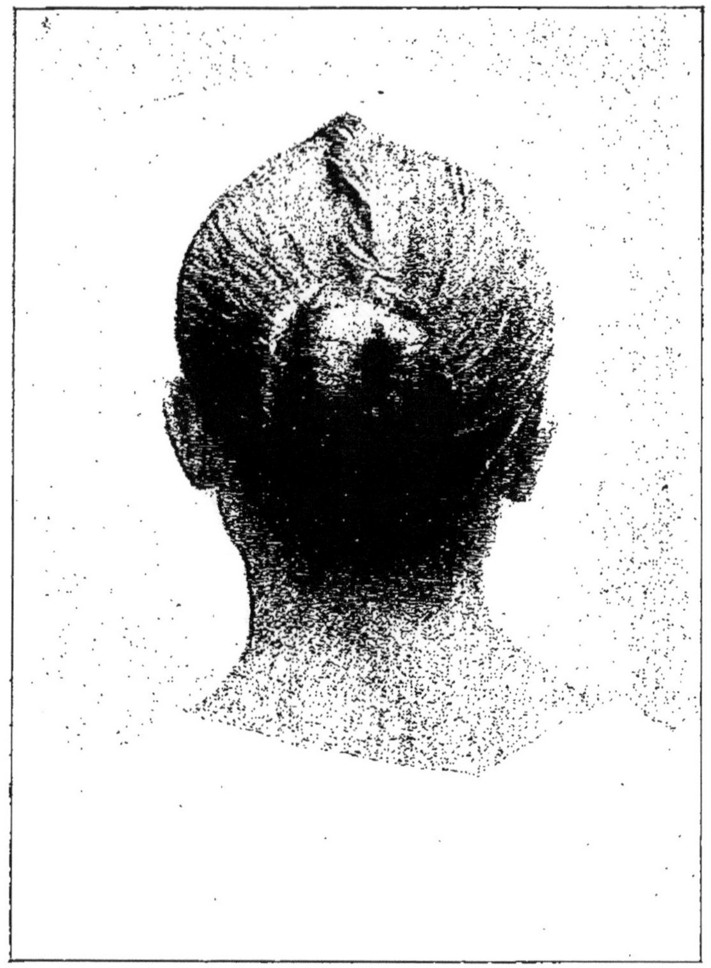

Fig. 50. — Le même sujet, vu de dos, après le traitement.

Il agit d'une façon efficace sur la scoliose cervicale, cause principale des résultats imparfaits observés assez souvent, même après les sections musculaires et aponévrotiques complètes. Il permet enfin d'obtenir la cure du torticolis sans l'aide d'*aucun appareil orthopédique.*

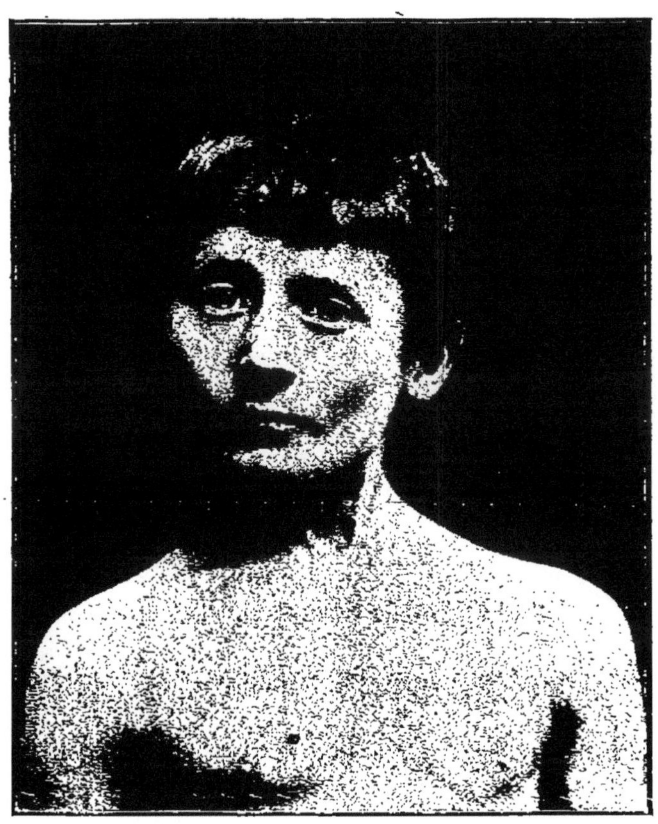

Fig. 51. — Torticolis congénital, avant l'opération. (D'après une photographie de notre collection.)

De nombreuses et récentes observations nous prouvent la vérité de cette assertion.

Les figures 48 à 64 représentent des torticolis anciens et d'une certaine importance, traités par des sections musculaires et aponévrotiques complètes à ciel ouvert, le redressement primitif de la scoliose cervicale, la gymnastique manuelle et le massage, *sans aucun appareil orthopédique de contention ou de redressement.*

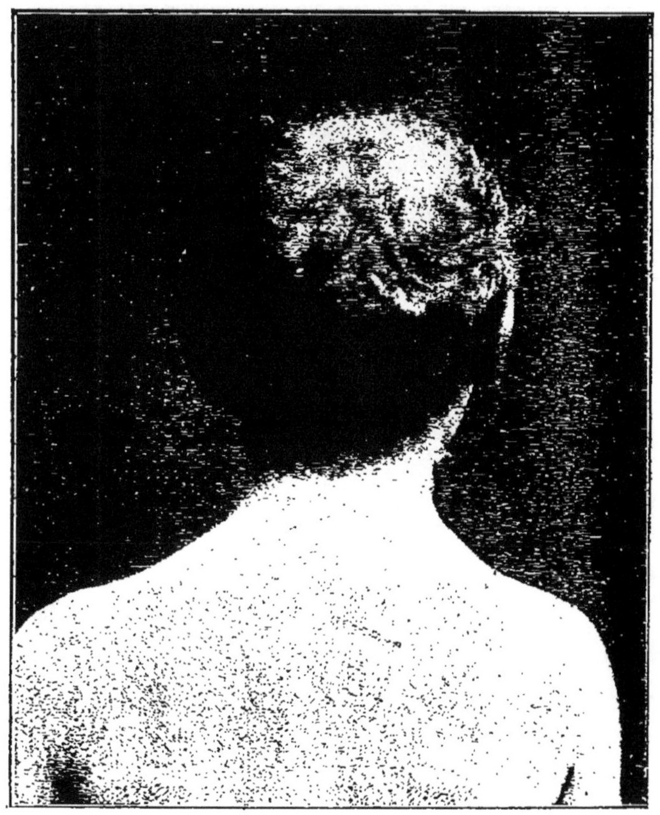

Fig. 52. — Le même, vu de dos, avant l'opération.

Le traitement par la gymnastique manuelle et le massage peut être tenté et donner souvent de bons résultats, dans les torticolis, avec déviation et rétraction musculaire moyennes, pour lesquels les ténotomies peuvent être quelquefois évitées.

L'*électricité*, sous forme de courants faradiques, galvaniques et statiques est un utile adjuvant du trai-

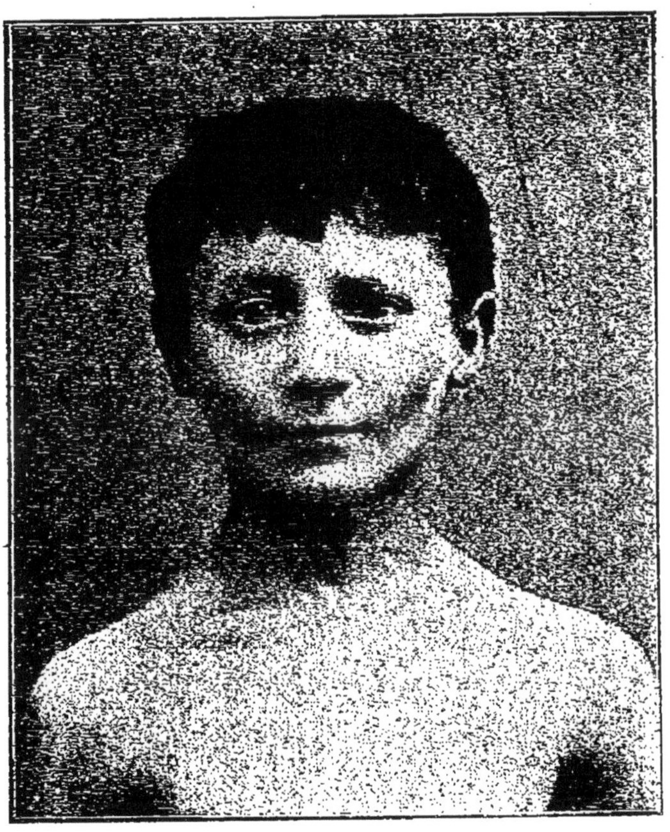

Fig. 53. — Le même, après l'opération.

tement chirurgical et orthopédique du torticolis chronique congénital.

Le traitement du torticolis chronique congénital, institué d'après les règles que nous avons indiquées, donne, dans la généralité des cas, une guérison absolue. Les résultats imparfaits, les améliorations sont dues à des myotomies incomplètes et surtout à l'absence d'un traitement orthopédique correct.

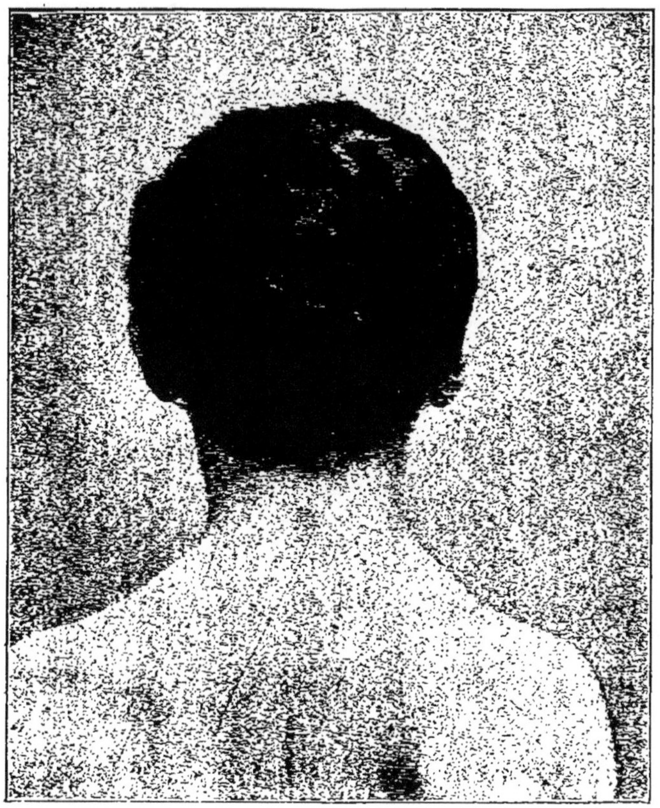

Fig. 54. — Le même, vu de dos, après le traitement.

Les scolioses cervicales invétérées qui, avec les anciennes méthodes, étaient imparfaitement modifiées et exigeaient toujours un traitement de longue durée, sont souvent rapidement corrigées par le redressement forcé en un seul temps, pratiqué immédiatement après la ténotomie.

Fig. 55. — Torticolis congénital, avant l'opération.
(D'après une photographie de notre collection.)

L'ancienneté de la difformité, l'existence de scolioses prononcées rendent souvent la guérison

Fig. 56. — Le même, après le traitement.

difficile. Nous possédons cependant des observations de torticolis congénitaux, opérés à un âge avancé (vingt-cinq ans, trente ans) et radicalement guéris.

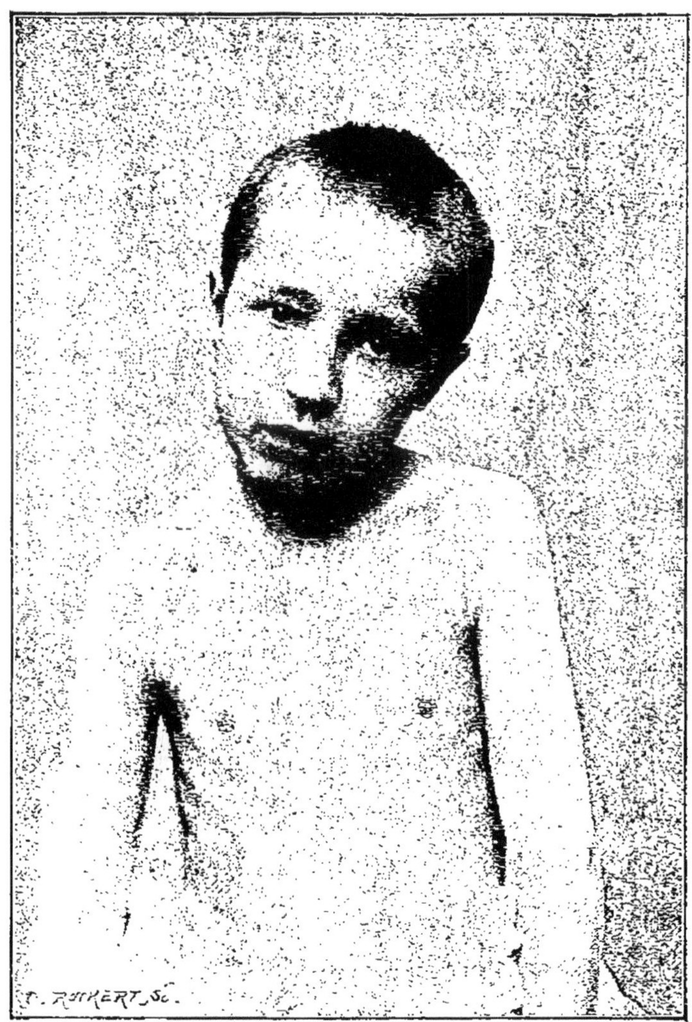

Fig. 57. — Torticolis congénital, avant l'opération.
(D'après une photographie de notre collection.)

Les récidives sont peu fréquentes, depuis l'avènement de la méthode de section à ciel ouvert et de la pratique du traitement orthopédique consécutif. Dans quelques cas exceptionnels, la rétraction musculaire

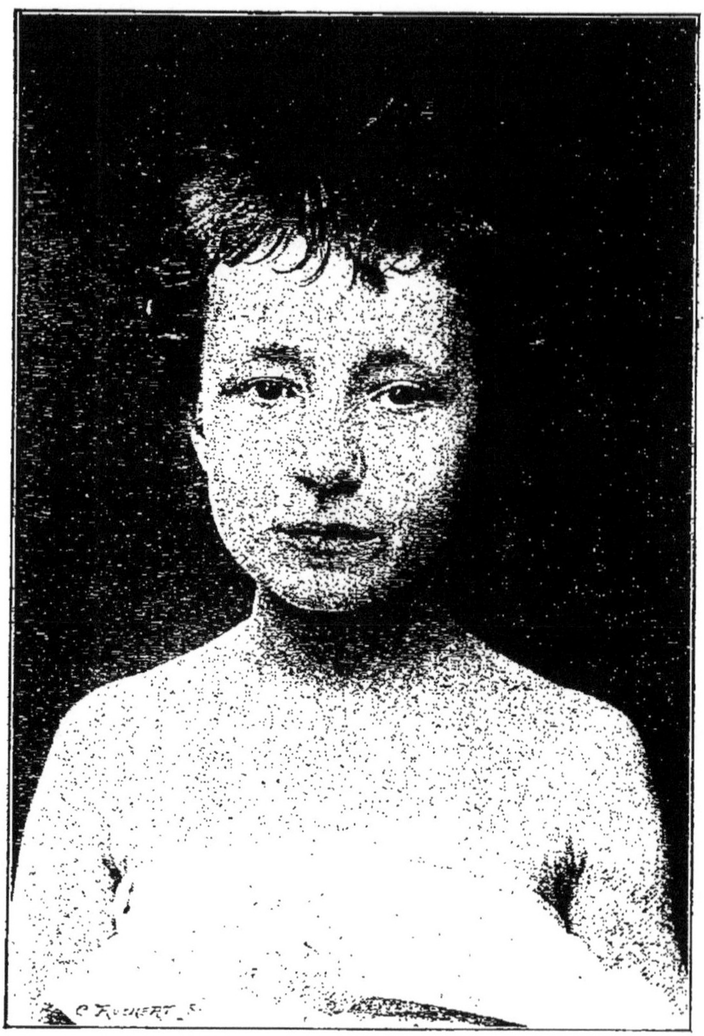

Fig. 58. — Le même, après le traitement.

se reproduit, malgré la surveillance la plus attentive. On pourra dans ces cas fort rares employer la méthode récente d'extirpation totale du sterno-mastoïdien de Mikulicz.

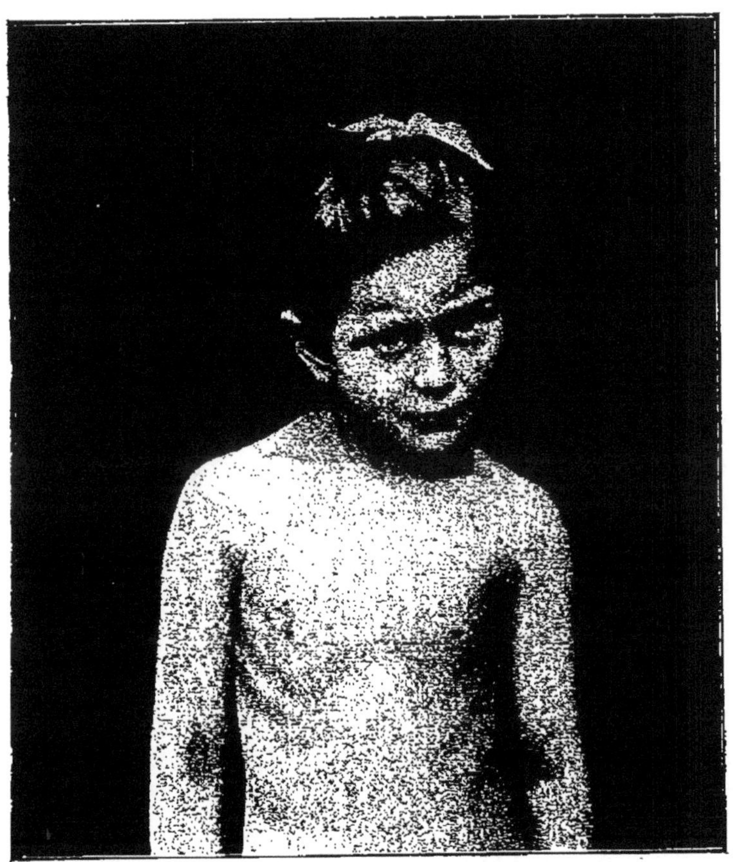

Fig. 59. — Torticolis congénital, avant l'opération.
(D'après une photographie de notre collection.)

La scoliose cervicale, principalement dans le second type de torticolis congénital, décrit page 88, résiste quelquefois au traitement et le redressement obtenu est imparfait. Même dans ces cas défavorables, on obtient toujours une amélioration notable et l'on ne peut soutenir que le torticolis a récidivé.

Signalons en terminant les suites éloignées, au niveau de la section à ciel ouvert des parties molles

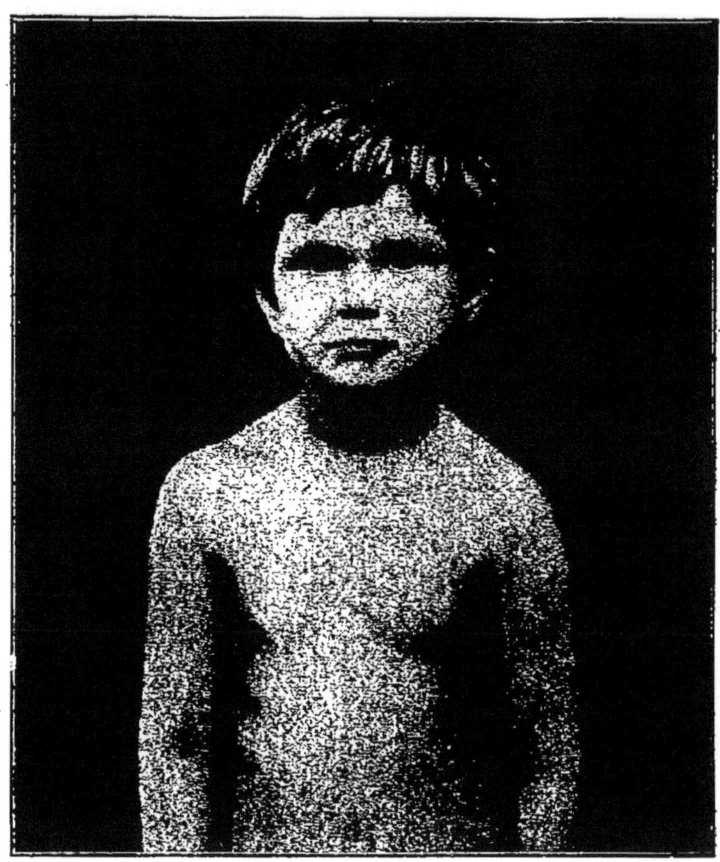

Fig. 60. — Le même, après le traitement.

et fibro-musculaires, du traitement du torticolis congénital par la ténotomie à ciel ouvert.

Dans toutes nos observations, la réunion des tendons divisés s'est faite assez rapidement. Malgré cette réunion, le redressement reste parfait.

La cicatrice, résultant de la section à ciel ouvert,

est rarement visible, chéloïdienne. Dans un seul cas, sur 55 de nos opérations de torticolis à ciel ouvert, nous avons noté le léger déplacement, en haut, de cette cicatrice (fig. 49). Les adhérences de la peau aux

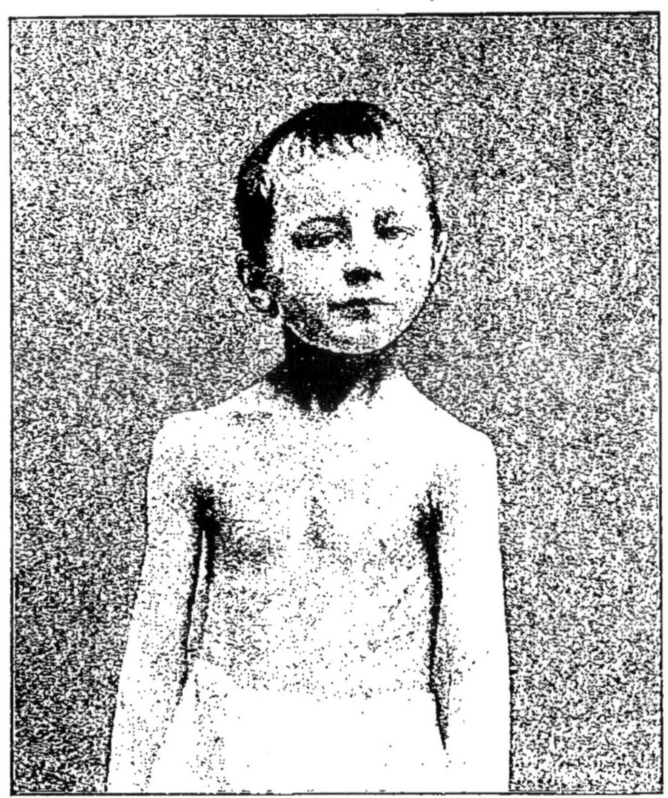

Fig. 61. — Torticolis congénital, avant l'opération.
(D'après une photographie de notre collection.)

parties profondes, au niveau de la section, sont exceptionnelles.

Rappelons que, d'après nos observations, l'asymétrie de la face et du crâne se modifie en général très peu, même lorsque le torticolis est redressé chez de jeunes sujets, à une époque rapprochée de la naissance. Chez les sujets d'un âge avancé, la cure des torticolis ne produit souvent aucune modification de l'atrophie et de l'asymétrie cranio-faciales.

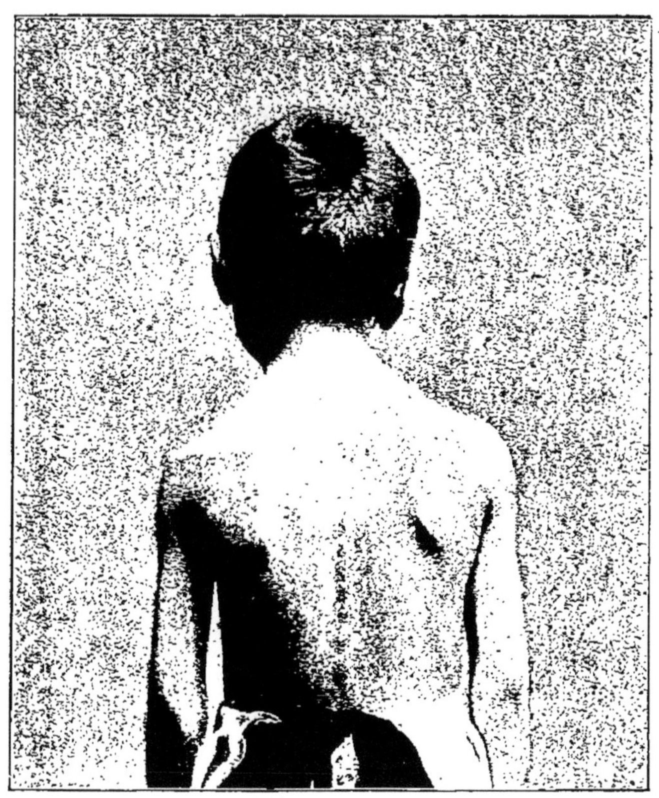

Fig. 62. — Le même, vu de dos, avant l'opération.

Torticolis chronique postérieur. — Dans le *torticolis chronique dit postérieur* on doit, au début, maintenir la tête dans l'immobilité et la rectitude au moyen de colliers et de minerves, agir contre la contracture au moyen d'applications narcotiques, d'injections sous-cutanées d'atropine, de morphine, etc., de l'électricité, du massage, des manipulations.

L'*électricité* sera appliquée avec des courants continus (Remak), ou avec des courants intermittents

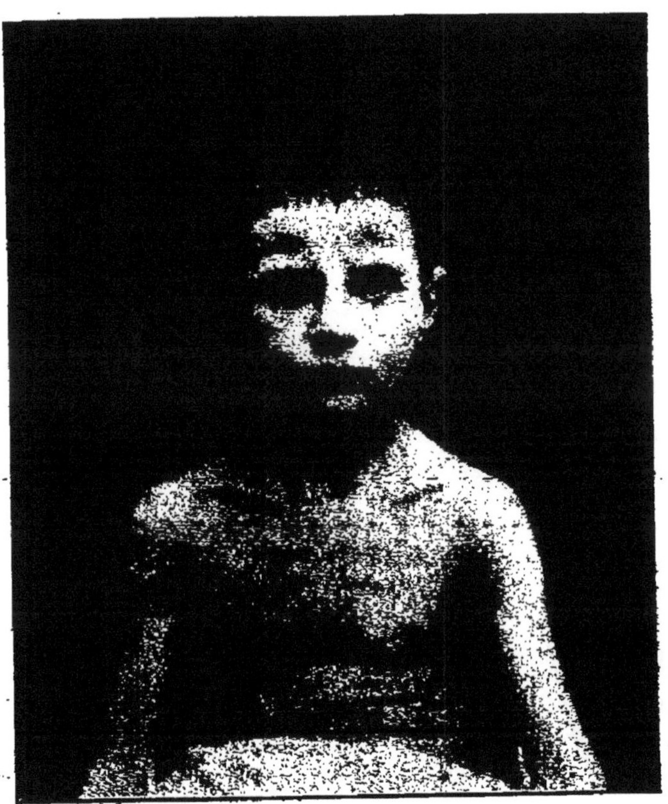

Fig. 63. — Le même, après le traitement.

(Duchenne de Boulogne). Le pôle positif de l'appareil galvanique est appliqué sur la colonne vertébrale, le pôle négatif sur le muscle contracturé de façon à obtenir un courant descendant, favorable à la disparition de la contracture musculaire. Duchenne (de Boulogne) recommande d'agir sur les muscles antagonistes des muscles contracturés au moyen de courants faradiques.

Les séances rapprochées de *suspension verticale*

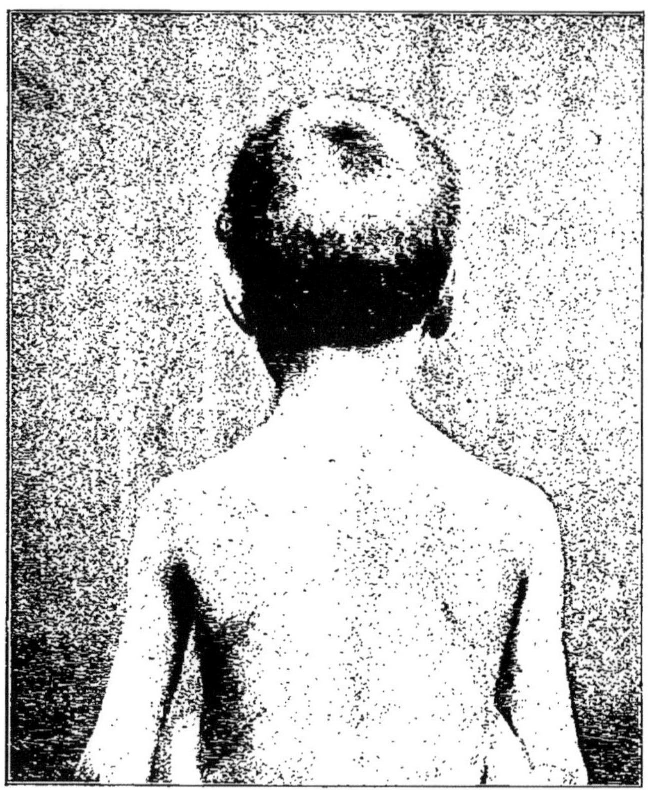

Fig, 64. — Le même, vu de dos, après le traitement.

(voir fig. 47), la mentonnière de l'appareil embrassant la tête placée de façon à obtenir le redressement de la difformité, donnent de bons résultats dans quelques cas de torticolis postérieur au début.

Nous recommandons tout particulièrement la *sus-*

pension oblique dans la position représentée dans la figure 29, le sujet restant nuit et jour sur la planche à suspension. Cette méthode nous a donné des cures rapides dans des cas de torticolis postérieurs importants et invétérés.

Le *massage* sera pratiqué suivant les règles générales indiquées page 149, en insistant sur la région vertébrale.

Les *ténotomies*, les *myotomies* ne conviennent qu'à une période avancée de la maladie, lorsque la rétraction musculaire a succédé à la contracture.

L'anesthésie chloroformique permet dans quelques cas au début, lorsque les lésions vertébrales sont peu marquées et qu'il s'agit seulement de contractures musculaires, sans rétractions, de redresser complètement la tête. Dans les cas invétérés, l'anesthésie chloroformique seule est insuffisante, elle doit être employée avec les manipulations de redressement.

Les *manipulations* pratiquées suivant les règles indiquées plus haut, conviennent tout particulièrement au traitement du torticolis postérieur. Elles s'adressent en premier lieu aux articulations vertébrales qu'elles doivent mobiliser et aussi aux muscles et aux aponévroses rétractés. Les manipulations se font *lentement, progressivement* ou *rapidement* (*redressement forcé de Delore*).

La dénomination de redressement forcé dans cette dernière méthode recommandée pour la cure du torticolis postérieur, qui semble indiquer la brusquerie et le redressement rapide en une séance, nous semble mauvaise. La prudence recommande en effet, dans ces cas, d'agir lentement, progressivement et de pratiquer plusieurs séances de redressement, si la première tentative n'a pas été suivie de succès.

Voici le procédé de manipulation pour redressement du torticolis postérieur recommandé par le chirurgien de Lyon :

Le malade anesthésié est assis sur un tabouret peu élevé. Deux aides le maintiennent. L'opérateur s'empare de la tête et lui fait exécuter doucement, progressivement des mouvements de rotation et d'inclinaison en sens inverse jusqu'au redressement complet, généralement obtenu au bout de cinq à dix minutes. Qu'il s'agisse de manipulations quotidiennes pour traitement d'un torticolis chronique, ou de manipulations de redressement forcé sous l'anesthésie chloroformique, nous plaçons le sujet dans la position représentée dans la figure 65. Cette position, suivant la direction donnée au cou par les mains du chirurgien, permet d'agir soit sur la région vertébrale, soit sur les muscles contracturés ou rétractés.

Supposons un cas de torticolis postérieur avec inclinaison de la tête vers l'épaule gauche et rotation de la tête à droite.

Le sujet assis sur une chaise ou à l'extrémité d'un banc élevé et étroit, le dos tourné vers le chirurgien, les épaules et les bras en extension soigneusement fixés. Si le sujet n'est pas en anesthésie, on l'invite à prendre un point d'appui et à se tenir fortement avec les mains aux montants de la chaise ou du banc qui se trouvent derrière son dos. Le chirurgien, placé derrière le malade, appuie son bras gauche sur l'épaule du sujet et saisit de sa main

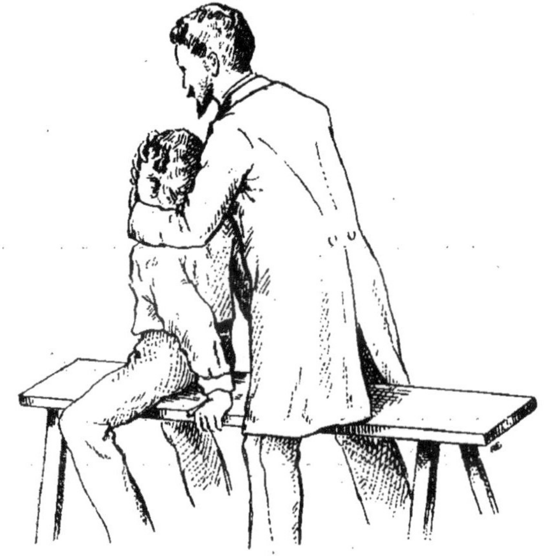

Fig. 65.

gauche la partie droite de la mâchoire inférieure. Il étend son avant-bras droit sur la partie antérieure de l'épaule droite du sujet en plaçant la main droite dans la flexion dorsale en la dirigeant en arrière, il saisit avec ses doigts la moitié gauche de la partie postérieure de la tête.

On peut de cette façon agir énergiquement sur la tête et la région vertébrale en produisant un redressement marqué; tout en évitant les mouvements de l'épaule qui, dans la position indiquée, peut être repoussée en bas par l'avant-bras du chirurgien.

Nous préférons en général, lorsque le sujet doit être anesthésié, pratiquer les manipulations de redressement, le sujet étendu sur une table, dans la position horizontale.

Les manipulations de redressement dans le cas particulier de *torticolis postérieur* (*polyarthrite rhumatismale du rachis cervical*) doivent se faire avec une certaine prudence, car on a noté des cas de mort subite, pendant les manœuvres sous l'anesthésie, par compression du bulbe logé à l'étroit dans le canal vertébral cervical.

D'après notre pratique, nous recommandons de faire le redressement sous l'anesthésie chloroformique complète, avec douceur, sans mouvements brusques et violents. Le sujet doit être allongé, la position assise, pendant l'anesthésie, pouvant présenter quelques dangers. La position horizontale gêne peu du reste pour l'exécution des manipulations de redressement. Si l'on éprouve une résistance trop considérable, il vaut mieux s'arrêter, appliquer un appareil inamovible en plâtre ou en silicate de potasse, qui maintiendra le demi-résultat obtenu et renvoyer à une autre séance la suite du traitement. Ces redressements successifs en plusieurs temps nous ont toujours donné, sans aucun accident de syncope pendant les manœuvres, les meilleurs résultats.

Après le redressement rapide du torticolis postérieur, Delore applique un bandage silicaté immobilisant la poitrine, le cou et la tête. Ce bandage est consolidé par des attelles de carton, mouillées, imbibées de silicate de potasse. On peut, à l'exemple de Levrat (de Lyon), pratiquer dans ces appareils des échancrures qui permettent d'employer l'électricité et le massage. On peut aussi se servir d'appareils orthopédiques de redressement.

Nous préférons les appareils plâtrés disposés sous forme de minerve. Il faut avoir soin de pratiquer une forte traction sur le rachis cervical et la tête et de soigneusement protéger pendant l'application de cet appareil, les parties soumises aux pressions par du coton ou du feutre.

Malgré les accidents signalés, accidents que l'on peut éviter si les redressements sont successifs, faits avec douceur et en s'abstenant de toute manœuvre brutale, nous considérons avec un grand nombre de chirurgiens (Delore, Lannelongue, de Saint-Germain, Bradford, L. Bobichon) le redressement rapide comme la méthode de choix dans le traitement du torticolis postérieur.

Le redressement forcé doit être fait *le plus tôt possible*, lorsque les différents traitements employés (révulsifs, narcotiques, massage, électricité, hydrothérapie, redressement lent par la suspension verticale ou oblique, etc.) n'ont pas donné de résultats et que la difformité reste stationnaire. Au début de l'affection, alors qu'il n'existe que quelques raideurs sans ankylose prononcée, le redressement complet est facilement obtenu, sans accidents. Si l'on a permis au contraire à l'ankylose de s'établir, si cette ankylose est ancienne, le redressement ne peut être obtenu qu'en développant une très grande force et c'est dans ces cas que l'on a observé des cas de mort par lésion du bulbe.

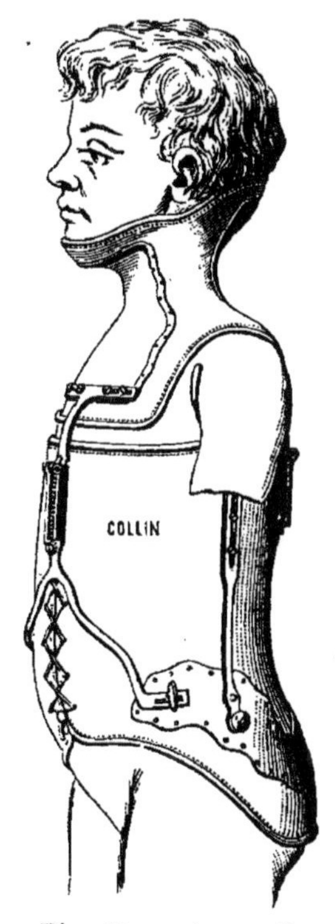

Fig. 66. — Appareil de Cazin et Lannelongue.

Les appareils immobilisateurs après le redressement lent ou forcé ne doivent pas être laissés en place trop longtemps ; un mois à un mois et demi suffit en général. Dès que l'appareil est enlevé, on doit pratiquer du massage et essayer de la mobilisation par des manipulations actives et passives.

Le traitement général (médication anti-rhumatismale, etc.) ne sera pas négligé.

Dans les torticolis dépendant d'altérations profondes des vertèbres (mal de Pott), on recommandera l'extension, le maintien et l'immobilité de la tête au moyen de colliers et de minerves.

L'appareil de Cazin et Lannelongue (fig. 66) est tout particulièrement utile dans ces cas.

Nous recommandons et avons souvent pratiqué

avec avantages et sans accidents le *redressement forcé*, même pour des torticolis importants, latéraux ou postérieurs, dépendant du *mal de Pott*. Après le redressement pratiqué avec prudence pendant l'anesthésie chloroformique, on immobilise avec un appareil plâtré, comprenant le tiers supérieur du thorax, le cou et la tête. Pendant la solidification du plâtre, on exerce une forte traction sur le rachis cervical et sur la tête.

Les appareils immobilisateurs sont laissés plus longtemps que dans les cas de torticolis postérieurs rhumatismaux Le torticolis très prononcé par mal de Pott du sujet représenté (fig. 22) a été complètement corrigé après deux séances de redressement forcé pendant l'anésthésie.

Torticolis rachitique. — Le traitement du torticolis rachitique doit être général et local. Des appareils de contention très simples suffisent en général pour maintenir le redressement de la tête.

Torticolis nerveux spasmodique. — Dans le torticolis spasmodique, on recourra d'abord aux *moyens médicaux* (antispasmodiques), morphine, chloral. belladone (Lezynski), valérianate de zinc, bromure de potassium, gelsémium (Villiams), ciguë (J. Harley, W. Sinkler), pulvérisations d'éther, de chloroforme, de chlorure de méthyle et d'éthyle, applications de vésicatoires (M. Prince, Harkin), cataplasmes fortement sinapisés (Grasset), cataplasmes chauds (Krueger), raies de feu le long de la colonne vertébrale (Busch), injections sous-cutanées de morphine, d'atropine (Gray, Lezynski), de curare.

Le *massage* (Ch. Feré, Gautiez), la *traction continue* (Duchenne de Boulogne E. Bœckel), les *mouvements actifs* de la tête luttant contre les appareils orthopédiques destinés à exercer des pressions en certains points (Star), à redresser et à produire certains mouvements d'inclinaison, de rotation et de latéralité (Waldemar Rœckel), sont souvent indiqués.

Nous avons obtenu dans quelques-unes de nos observations d'excellents résultats d'*exercices gymnastiques* consistant en mouvements *actifs* et *passifs* de l'extrémité céphalique et du cou.

Nous avons recommandé dans quelques cas la *suspension verticale* ou mieux la *suspension avec extension dans la position oblique* avec l'appareil représenté dans la figure 29.

Une *force élastique* (Duchenne), l'*électricité* sont souvent très utiles.

On obtient souvent un soulagement très notable en appliquant un courant ascendant de 20 à 30 éléments, le pôle négatif étant placé à la nuque et le pôle positif au niveau du ganglion cervical supérieur ou sur le plexus cervical.

S'il existe quelque point douloureux à la pression aux environs du plexus, on applique le pôle positif sur cette région.

Charcot a obtenu des guérisons par l'électrisation des antagonistes des muscles atteints de spasme.

Duchenne a obtenu un succès en combinant l'application de courants induits avec des manœuvres orthopédiques.

L'*électricité statique* devra être employée *sous forme de souffle*, dans quelques cas.

La *métallothéraphie* n'a donné aucun résultat à Tillaux.

Pour les auteurs qui admettent le torticolis mental, le traitement de cette affection consiste à agir surtout sur le moral et l'intelligence des sujets, de façon à chasser de leur esprit l'idée fixe et l'obsession, à calmer leur instabilité nerveuse et à raffermir leur moral.

On peut obtenir quelques bons résultats de la *suggestion directe ou indirecte* (Brissaud, Bompaire).

Le traitement médical appliqué avec persévérance, particulièrement les exercices gymnastiques, la suspension verticale ou oblique et la psychothérapie, donne des cures nombreuses et souvent définitives Ce n'est qu'après l'insuccès de ce traitement, et pour des cas absolument rebelles avec douleurs intolérables, que le *traitement chirurgical*, dont quelques médecins ont abusé, peut être recommandé.

La *section sous-cutanée du sterno-cléido-mastoïdien*, au niveau du point où le pénètre le spinal, a été conseillée par J. Guérin (1840).

Par la section musculaire, J. Guérin cherchait uniquement la division des filets nerveux du spinal.

Le procédé opératoire de cet auteur, dit *procédé du doigt*, consiste à passer le doigt sous le corps charnu du muscle mis en saillie et à faire pénétrer sous lui un myotome à deux tranchants, en suivant l'extrémité du doigt à mesure qu'il se retire. On divise alors la masse charnue du muscle, ainsi que le spinal et les filets nerveux venant d'autres sources, en respectant la peau.

Cette opération, pratiquée un assez grand nombre de fois pour la cure du torticolis spasmodique (Morgan, Tillaux), n'a donné des résultats favorables que dans quelques cas exceptionnels.

Elle ne permet pas d'agir avec précision et de diviser sûrement toutes les branches nerveuses du spinal, qui paraissent en rapport avec le spasme.

Kocher (de Berne) a proposé (1884) la *section de tous les muscles* qui participent au spasme. Contrairement à Guérin, ce chirurgien ne cherche pas, par la section musculaire, à atteindre surtout les filets nerveux ; il entend agir uniquement sur les faisceaux musculaires. Dans ces premières observations, Kocher avait combiné les myotomies avec l'élongation ou l'arrachement du spinal. Il a récemment abandonné cette méthode pour préconiser les myotomies multiples, sans intervention sur les nerfs.

Le procédé de Kocher se compose des deux opérations principales suivantes :

1° *Section du sterno-cléido-mastoïdien*. — On fait tourner la tête du malade, préalablement anesthésié, du côté opposé à l'opérateur et l'on mène une incision cutanée de 5 à 6 centimètres de longueur, en commençant sur le bord antérieur du sterno-mastoïdien, au niveau de l'angle du maxillaire inférieur et en re montant légèrement en arrière, de manière que l'incision se trouve à 3 ou 4 centimètres au-dessous de l'apophyse mastoïde et qu'elle suive les plis naturels de la peau. Le siège de l'incision permet de dissimuler la cicatrice consécutive. On divise ensuite le muscle peaucier, en ménageant, si possible, la veine jugulaire externe et les nerfs cutanés, et on incise l'aponévrose superficielle du sterno-cléido-mastoïdien. On introduit alors une sonde cannelée sous le muscle que l'on divise ensuite couche par couche. On ferme la plaie par une suture à surjet.

C'est au cours de cette opération que Kocher a pratiqué, dans plusieurs cas, l'élongation du nerf spinal.

On peut, dans quelques cas, réséquer 2 à 3 centimètres du muscle.

2° *Section des muscles cervicaux.* — Le malade étant couché sur le côté, on mène une incision transversale qui va du sommet de l'apophyse mastoïde jusqu'au milieu de la région cervicale. Après avoir sectionné l'aponévrose superficielle, on rencontre d'abord la portion occipitale du trapèze : on la divise transversalement et l'on se trouve en présence du splénius et, plus profondément, du grand et du petit complexus. On sectionne ces trois muscles en ayant soin de ménager le grand nerf occipital qui traverse à ce niveau le grand complexus et le trapèze, et l'on arrive dans l'espace existant entre l'axis et l'atlas. On sectionne alors l'oblique inférieur, reconnaissable à sa direction très oblique, et on ferme la plaie par une suture à surjet.

On combine les sections, suivant les particularités des cas, pratiquant les myotomies en une ou plusieurs séances, d'un seul côté ou des deux côtés, suivant le siège des spasmes. Dans l'extension de la tête par spasme des muscles cervicaux (retrocollis spasm), on sectionne les muscles cervicaux des deux côtés en menant une incision cervicale du sommet d'une apophyse mastoïde à celui de l'apophyse opposée.

Les myotomies doivent être répétées à plusieurs reprises, avec persévérance, jusqu'à disparition complète des spasmes.

D'après Kocher et F. de Quervain, la cure myotomique ne présente aucun inconvénient sérieux. Après ces opérations, le maintien et les mouvements de la tête sont peu modifiés.

Sur 12 cas, Kocher a obtenu 7 guérisons, qui ont nécessité une moyenne de deux ou trois interventions et qui se sont maintenues depuis plusieurs années. Dans quelques-uns de ses cas, Kocher a combiné les myotomies avec des interventions sur le spinal, il attribue les guérisons à la seule section des muscles; 3 cas ont été améliorés; 2 cas, de date récente, ne sont pas améliorés et doivent être soumis à un traitement opératoire complémentaire.

Nous n'insisterons pas sur les hypothèses émises

par Kocher et de Quervain pour expliquer l'effet curatif des myotomies. Ces auteurs pensent qu'il s'agit d'une *suggestion du centre cortical*.

Les résultats curatifs obtenus par la méthode de Kocher doivent attirer l'attention.

Nous devons faire remarquer cependant que cette méthode agit d'une façon empirique, ne s'adressant pas au siège central probable de la maladie.

Elle exige un traitement persévérant et très long, l'exécution régulière, pendant de longs mois, d'exercices gymnastiques de la tête et du cou, qui, à notre avis, jouent le rôle principal dans les cures obtenues. Malgré l'assertion de de Quervain, nous n'admettons pas que les sections multiples de muscles importants du cou ne puissent, dans quelques cas, retentir d'une façon fâcheuse sur la statique et les mouvements de la tête.

La *section*, ou mieux la *résection* du spinal, pratiquée par Bujalski (1834), Campbell de Morgan (1862), J. Wood (1866), Rivington (1879), Annandale, Tillaux (1882), Sands, Schwartz, Ballance, Jacobson, Terrillon, Atkin, T.-A. Southam, Keen, Hansen, Noble Smith, Reeves (1879), Richardson, Appleyard, Lejars est indiquée lorsque les moyens médicaux, le massage, l'électricité, ont échoué. Elle réussit surtout lorsque le spasme est tonique et limité au sterno-mastoïdien et aussi même quelquefois dans les cas où d'autres muscles du cou sont atteints (Southam). Elle donne de meilleurs résultats que la section du sterno-mastoïdien et que l'élongation du nerf, et doit être considérée comme la méthode de choix.

La résection du nerf spinal vient d'être encore récemment recommandée par N. Smith (1894), Richardson, Walton, Lejars, Isidor.

Rappelons les procédés opératoires indiqués pour la *section* ou la *résection du nerf spinal.*

D'après Tillaux, les points de repère qui servent à découvrir et à réséquer la branche externe du spinal, sont sur deux lignes horizontales, partant l'une du bord supérieur du cartilage thyroïde, l'autre de l'angle de la mâchoire. La diagonale du parallélogramme qu'elles forment avec les deux bords du sterno-mastoïdien, représente le trajet du nerf, qui se dirige de l'angle supéro-interne vers l'angle inféro-interne.

Le muscle sterno-mastoïdien étant fortement tendu et la face inclinée du côté opposé, on pratique à l'union du tiers supérieur et du tiers moyen, le long du bord postérieur, une incision de 6 centimètres environ, comprise entre les deux lignes horizontales. Après division des parties superficielles et de la gaine, en évitant les filets supérieurs du plexus brachial, on découvre le muscle, on recherche le rameau trapézien du spinal qui se dégage derrière le bord du muscle entre la branche mastoïdienne et la branche auriculaire du plexus cervical et se porte en arrière, en bas et en dehors, à travers le creux sus-claviculaire, dans un sens opposé à celui de ces deux branches. On soulève le muscle, en renversant sa face interne, pour suivre dans les couches profondes le rameau trouvé, jusqu'au point, situé parfois très haut, où il est rejoint par les filets sterno-mastoïdiens du même nerf. La branche externe du spinal, formée par la réunion des filets sterno-mastoïdien et trapèze, est isolée et coupée aussi haut que possible.

Le procédé d'incision le long du bord *postérieur* du muscle (*voie rétro-mastoïdienne*) a été adopté par Campbell de Morgan, Tillaux, Reeves, Rivington, Schwartz, Terrillon, Jacobson et Hansen. Ballance, Annandale, J. Anderson, J. Smith, Major, Appleyard, N. Smith, Southam, Francis, Owen ont recommandé une incision le long du bord *antérieur* du muscle (*voie anté-mastoïdienne*).

Avant de pratiquer l'incision anté-mastoïdienne, on doit se rappeler que le spinal se dirige en bas et en arrière pour pénétrer à la face profonde du sterno-mastoïdien, près de son bord postérieur, et presque au niveau de l'angle de la mâchoire, après avoir croisé la jugulaire soit en dedans, soit en dehors.

L'incision doit commencer à la pointe (Annandale) ou au-dessous de l'apophyse mastoïde (J. Anderson, J. Smith), ou mieux au niveau de l'apophyse transverse de l'atlas (Ballance) et se continuer en bas, le long du bord antérieur du muscle, dans une étendue de 5 centimètres environ.

On incise la peau, en ménageant à sa partie inférieure la veine jugulaire externe et le grand nerf auriculaire, puis l'aponévrose superficielle du muscle, près de son bord antérieur. A travers le feuillet aponévrotique postérieur de la gaine du sterno-mastoïdien, on sent l'apophyse transverse de l'atlas; le nerf cherché se trouve immédiatement au-dessous et en avant, accompagné de l'artère occipitale.

On ponctionne donc, au niveau de l'apophyse transverse, la gaine aponévrotique et on la divise sur la sonde cannelée le long du bord antérieur du muscle. On a alors sous les yeux une petite région triangulaire dont l'angle postéro-supérieur contient le tubercule de l'apophyse et qui est limitée en avant par le bord postérieur du digastrique, en arrière par le sterno-mastoïdien. La branche externe du spinal la croise de haut en bas et d'avant en arrière au niveau de sa base; elle est accompagnée par l'artère occipitale plus superficielle et passe sur la veine jugulaire interne dont on doit la détacher avec soin.

Dans quelques cas, la branche externe du spinal se trouve non au-dessus, mais au-dessous de la jugulaire interne. On doit alors agrandir l'incision par en bas de quelques centimètres, récliner et soulever le muscle afin de trouver le nerf à sa face profonde (Chipault). Le procédé d'incision le long du bord postérieur du muscle, bien que moins souvent pratiqué que le procédé anté-mastoïdien, nous paraît plus facile, donnant plus de jour et exposant moins aux blessures de gros vaisseaux et particulièrement de la veine jugulaire interne.

Pour pratiquer la *résection* du spinal, une fois le

nerf découvert, on en excise une partie ordinairement longue de 1 à 3 centimètres. La section supérieure doit être faite très haut afin d'être sûr de comprendre dans les parties excisées tous les filets nerveux.

La *section* des branches du plexus cervical profond qui se rendent au sterno-mastoïdien et au trapèze présente des difficultés opératoires considérables, et n'a jamais encore été exécutée par aucun opérateur.

Lorsque, malgré la section du nerf spinal, les mouvements spasmodiques persistent, lorque le spasme est dû à l'action de plusieurs branches nerveuses, on peut recourir à la *section d'une ou de plusieurs branches postérieures des nerfs cervicaux profonds* (W. Mitchell, Thiersh, N. Smith, W. Keen, Gardner, Gilles, Barker, Powers).

Cette opération difficile, compliquée, donnant des résultats incertains, ne doit être faite que dans des cas exceptionnels. Elle peut être exécutée, d'après les règles suivantes indiquées par W. Keen :

Une incision transversale de 2 pouces et demi à 3 pouces de long est faite à environ un demi-pouce au-dessous du lobule de l'oreille, à partir de la ligne médiane du cou en arrière, ou même empiétant légèrement sur la ligne médiane,

Le trapèze est divisé transversalement. La dissection de ce muscle permet de trouver le nerf grand occipital au point où il émerge du complexus et entre dans le trapèze. Le nerf, assez volumineux, émerge du complexus en un point situé entre l'aponévrose intermusculaire de ce muscle et la ligne médiane, d'ordinaire à un demi-pouce environ au-dessus de l'incision, mais quelquefois plus haut, et entre alors dans le trapèze. On divise transversalement à petits coups le complexus au niveau du nerf, puis on dissèque le nerf plus loin de la face antérieure du complexus, où il naît de la branche postérieure de la deuxième paire cervicale. On résèque une portion de la branche postérieure avant la naissance du grand occipital, afin de comprendre dans la section les filets du muscle oblique inférieur. On divise ainsi le deuxième nerf cervical.

On reconnaît le muscle oblique inférieur, en suivant le nerf sous-occipital vers le rachis. Le nerf passe immédiatement sur le bord du muscle. On reconnaît le triangle sous-occipital formé par les deux muscles obliques et le grand droit postérieur de la tête. Dans ce triangle se trouve le sous-occipital près de l'occiput. On le suit jusqu'au rachis et on le divise, ou mieux on l'excise. On divise ainsi le premier cervical.

Un pouce au-dessous du grand occipital, et sous le complexus, est la branche externe de la division postérieure du troisième nerf cervical, allant au splénius. Lorsqu'on l'a trouvée, on la divise ou on l'excise près de la bifurcation du tronc principal. On divise ainsi le troisième nerf cervical.

Les procédés opératoires de Gardner, N. Smith, Barker, Powers diffèrent peu du procédé de Keen.

Chipault préconise une incision angulaire à branche transversale, menée jusqu'au bord postérieur du sterno-mastoïdien, et à branche oblique suivant ce bord avec décollement du lambeau cutané correspondant. Cette incision, d'après cet auteur, rendrait possible la section, en une même opération et par une seule incision, du nerf spinal et des nerfs cervicaux.

La *ligature* du nerf spinal accessoire (Collier, Deaver, Mills) n'a donné que de rares succès.

L'*élongation* du nerf spinal, recommandée par Campbell de Morgan, Küster, Lange Gould, Mozetig Moorhof, T.-C. Renton, Reeves, Nicoladoni, Page, Southam a donné quelques guérisons durables.

Quelques auteurs (Ballance, Hansen, Schwartz, Keen, Dercum), ont pratiqué l'*élongation combinée*, au cours de la même opération, avec la *résection* du spinal.

L'élongation du spinal sera pratiquée avec avantage avcc l'élongateur de Gillette et en exerçant une traction modérée d'abord de haut en bas sur le pôle central, puis de bas en haut sur le pôle périphérique (Nussbaum).

Cette opération peut, d'après Tillaux, retentir d'une façon fâcheuse sur le bulbe.

Après les diverses interventions sur le spinal on recommandera le massage, l'électricité, le port d'appareils orthopédiques dans le but d'agir sur les muscles paralysés, contracturés ou rétractés et de maintenir le redressement de la tête.

En résumé, les opérations chirurgicales sur le nerf spinal sont indiquées dans quelques cas de torticolis spasmodique ayant résisté au traitement médical.

Faisons remarquer que quelques-unes de ces opérations agissent par des procédés tout à fait empiriques et peut-être par suggestion.

La *section* simple du spinal est généralement insuffisante, la *résection* doit toujours lui être préférée. Cette opération a donné un assez grand nombre de guérisons ou d'améliorations et doit être quelquefois recommandée.

Sur 24 cas de résection du spinal, réunis par L.-H. Petit, on trouve 13 guérisons, 7 améliorations considérables, 3 améliorations passagères et un cas de mort.

D'après la statistique d'Isidor, sur 35 cas de résection du spinal, on note 6 guérisons, 14 améliorations et 15 insuccès.

Cette opération, qui présente en général peu de gravité, est nécessairement suivie de la paralysie souvent incomplète et de l'atrophie du sterno-mastoïdien et de la partie supérieure du trapèze, qui ne paraissent pas avoir de fâcheux inconvénients sur la statique et les mouvements de la tête.

Ch. Féré attribue les heureux résultats de quelques cas de résection du spinal à cette paralysie qui permet de rétablir l'équilibre rompu par la paralysie ou la parésie du muscle antagoniste, qu'il considère comme assez fréquente dans le torticolis spasmodique.

La *résection* du spinal convient surtout dans les

spasmes toniques limités au sterno-mastoïdien et au trapèze, ce qui est du reste exceptionnel.

L'*excision* des branches postérieures des nerfs cervicaux est une opération très difficile, grave, exposant à des hémorragies et à des cicatrices, ne donnant que des résultats incertains et qui ne doit être exécutée que dans des cas absolument exceptionnels, après avoir constaté l'insuccès de l'excision du spinal. Sur 8 cas d'excision des branches postérieures des nerfs cervicaux, nous notons 2 guérisons, 2 améliorations, 2 insuccès et 2 cas à résultat douteux.

La *ligature*, l'*élongation* du spinal n'ont pas donné des résultats satisfaisants. La ligature a donné 1 succès et 2 insuccès. Sur 12 cas d'élongation du spinal, on note une guérison, 3 améliorations et 8 insuccès.

De même que la résection du spinal, l'élongation ne convient que lorsque le spasme n'atteint que le sterno-mastoïdien et le trapèze.

L'*élongation combinée avec la résection* donne des guérisons ou des améliorations assez fréquentes (Schwartz). Dans 6 cas où l'élongation fut combinée avec la résection, on note 2 guérisons, 3 améliorations et 1 insuccès.

En résumé, le traitement chirurgical du torticolis spasmodique donne fréquemment des résultats incertains, souvent nuls. Il expose à des accidents primitifs opératoires ou consécutifs importants (atrophie, paralysies musculaires, cicatrices, troubles des mouvements et de la statique de la tête).

La cause des insuccès paraît dépendre de la connaissance imparfaite du siège de la maladie. Bien que le nerf spinal et les trois premiers nerfs rachidiens ne soient pas les facteurs principaux de la maladie, la plupart des chirurgiens ont exclusivement pratiqué la section ou la résection de ces nerfs, quelques-uns ne s'attaquant même qu'au spinal, alors que plusieurs nerfs d'origine différente sont habituellement en jeu.

Les myotomies multiples recommandées par Kocher, de même que les interventions sur les nerfs, ne s'adressent pas au siège primitif du torticolis.

Si l'on admet l'origine centrale de l'affection, on devrait, conformément à la proposition de Dercum, faire la trépanation et l'excision du centre de la rotation de la tête située en avant du centre des mouvements du bras. Cette opération, en raison de sa gravité, n'a pas été pratiquée jusqu'à ce jour.

Dans le traitement du torticolis *hystérique* on s'adressera d'abord à l'hystérie elle-même (médication interne, traitement mental, hypnotique, etc.).

La contracture locale sera traitée par l'électrisation, l'action des aimants et des esthésiogènes, le massage.

Dans la forme du torticolis hystérique par *contracture*, on appliquera des courants permanents faibles (5 à 6 éléments) descendants, pendant plusieurs heures, le pôle positif placé au niveau de la nuque, le pôle négatif au niveau des muscles atteints.

Dans la forme par *paralysie*, on obtient souvent la

disparition rapide du torticolis par la faradisation des muscles du cou paralysés.

L'électricité statique donne d'assez fréquents succès. Suivant les cas, on se servira du souffle, des aigrettes ou des étincelles que l'on dirigera sur les parties atteintes.

L'application des aimants et des esthésiogènes a donné quelques guérisons.

Le massage sera appliqué avec prudence, principalement lorsqu'il existe des zones hyperesthésiques et hystérogènes au niveau du cou. Dans quelques cas les frictions, les malaxations légères au début des contractures donnent de bons résultats.

Le traitement chirurgical (sections musculaires et tendineuses) doit être absolument proscrit à la période d'état des contractures. Il ne convient qu'à une période avancée du torticolis hystérique, lorsque la rétraction fibro-tendineuse a succédé à la contracture musculaire.

Dans le torticolis *paralytique*, on recommandera les frictions excitantes, le massage, les courants induits, les mouvements actifs des muscles paralysés. Les appareils orthopédiques serviront à soutenir la tête et à combattre l'attitude vicieuse. Les ténotomies ne doivent être faites que tardivement sur les muscles antagonistes présentant une rétraction consécutive.

BIBLIOGRAPHIE

ADAMS (W.). — A some recent modifications which i have adopted in the treatement of congenital wry-neck. *Trans. of the Am. Orth. Association.* Tenth Session, vol. IX, 1896.

ADAMS (W.). — On the Surgical Treatement of Deformities. *Post. Graduate Lectures.* London, 1893, p. 32.

ADAMS (W.). — On the Growth of Cicatrices in Childhood. *Medical Society of London.* 17 th. of november. 1873 et *Proceedings of the Med. Society of London*, vol. I, p. 105.

ALBERT. — Lerbuch der chirurgie.

ALEXINSKY (J.). — Pathogénie du torticolis. Transformation fibreuse de la partie inférieure du sterno-cléido-mastoïdien. Faisceau musculaire anormal. *Société chirurgicale de Moscou* 1896. Analyse in *Presse médicale*, n° 106, 26 décembre 1896.

ALLARD. — Tics chez les aliénés. *Thèse*, Lyon, 1886.

ALTHAUS. — Torticolis spasmodique traité par l'électricité. *Med. Times and Gazette*, 25 mai 1861, et *Lancet*, 1861.

AMUSSAT. — *Gazette méd.*, 1834, p. 429.

ANDERSON (W.). — Du torticolis du sterno-mastoïdien. *The Lancet*, 7 janv. 1893.

ANDERSON et J. SMITH. — Torticolis spasmodique. *The Lancet*, 7 janv. 1893.

ANDRY. — L'Orthopédie, t. I, p. 83.

ANNANDALE. — Section du spinal dans le torticolis spasmodique. *The Lancet,* 19 avril 1879, vol. I, p. 555, et *Edinburg Med. Journ.,* janv. 1891.

APPLEYARD. — Torticolis spasmodique traité par la section nerveuse. *Société médicale et chirurgicale de Bradfort. The Lancet,* 2 janv. et 18 juin 1892.

ATKINS. — *Sheffield med. Chir. Society. Lancet,* 1812, t. I, p. 638.

AXENFELD. — Traité des névroses, p. 483.

BALLANCE. — Tortic. spasm. Résection du nerf spin. access. *Saint-Thomas hosp. Rep.,* 1884, XIV, p. 95.

BANHAM. — Torticollis unrhytmical spasmodic. *The Lancet,* 1884, t. II, p. 830.

BARKER. — One interesting neuritis. *The Journal of comparative neurologie,* sept. 1893, p. 112,

BARROW. — *Brit. med journal,* 29 oct. 1881.

BEAU. — Rhumatisme du deltoïde, etc. *Arch. gén. de méd.,* déc. 1862.

BEELY (F.). — Skoliosis capitis. Caput obliquum. *Zeitsch. für orthop. chir.,* II, Band.

BENEDIKT. — Beitrag z. Pathol. u. Therapie des Schiefhalses. *Wien. med. Presse,* 1889.

BENEDIKT. — Tort. tonico-clonique. *Collect. med. de Vienne,* Analyse in. *Sem. méd.,* 1888, n° 455.

BERNARD (Cl.). — Recherches expérimentales sur les fonctions du nerf spinal. *Arch. gén. de méd.,* 1844.

BERNARD (Cl.). — Leçons sur la physiol. et la path. du syst. nerv., 1858.

BESNIER. — Art. « Rhumatisme », *Dict. Dechambre.*

BIANCHETTI. — Sclerosi dello sterno-cleido-mast. *Arch. di Pediatria,* n° 1, 1890.

BIGG (H.). — Orthopraxy, the mechanical treatment of deformities, etc., 3 édit. Londres, 1877.

BILHAUT (M.). — Appareil à appliquer dans le cas de torticolis osseux. *Annales d'orthop.*, 1er déc. 1887, et Etude sur Torticolis, *id.*, 1888.

BILLROTH. — *Wien. Klin. Woch.*, 1871, n° 6, S. 111.

BLACHEZ. — *Gaz. hebd.*, 17 mai 1876, et *Bull. de Soc. méd. des hôp.*, 1884, p. 358.

BLASIUS. — Obs. medicæ rariores. Amsterdam, 1667.

BOBICHON. — Contribution à l'étude du torticolis postérieur d'origine musculaire. *Thèse*, Lyon, 1886.

BOHN. — Hämatom des Sterno-cleido-mast. bei Neugeborenen. *Deutsche Klinik*, 1864.

BOMPAIRE. — Du Torticolis mental. *Thèse*, Paris, 1894.

BONNET (de Lyon). — Traité de thérapeutique des maladies articulaires. Paris, 1853 (J.-B. Baillère), et Traité des sections nerveuses et tendineuses, 1841.

BONNET DE MALHERBE. — Tic rotatoire de la tête et du cou. *Union méd.*, 1876, p. 340.

BOOTH. — Torticolis spasmodique. *New-York Neur. soc.*, 1er nov. 1897.

BOUISSON. — Mémoire sur les tumeurs syphilitiques des muscles. Tribut à la chirurgie, 1853, p. 517.

BOULAND. — Torticolis articulaire avec contracture du trapèze et de l'angulaire droits. Guérison. *France méd.*, 1879, p. 666.

BOUVIER. — L'*Expérience*, 1838, t. I, p. 510. *Lettre à l'Académie des Sciences*, sept. 1840, et *Bullet. de l'Acad. de méd.*, 1846-1847, t. XII.

BOUVIER. — Leçons cliniques sur les maladies de l'appareil locomoteur. Paris, 1858, p. 85.

BOWLBY. — Injuries and diseases of nerves.

BRAATZ (E.). — Nouvel appareil pour le torticolis. *Centralbl. f. Orthopaed. Chir.*, févr. 1890.

BRADFORD et LOVETT. — Article « Torticolis » in *A Treatise on Orthopedic chirur.*, 1890.

BRADFORD. — A case of post. torticollis treated succesfully by Delore's Method. *N.-Y. med. Jour.*, janv. 1880, etc.

BRADFORD. — Torticollis. *Proc. of the Bost. soc. f. med. obs.*, et *Boston med. and. surg. journ.*, juillet 27, 1882.

BRADFORD. — Ténotomie comme traitement du torticolis musculaire. *Boston med. and surg. journ.*, 1888.

BRADFORD. — Tortic. par insuffis. de la vue. *Transac. of amer. Orthop. Ass.*, 1889, p. 46.

BRESTER. — Beitrag zur Lehre von der « maladie des tics convulsifs » (Mimische Krampfneurose). *Neurol. Centralblatt*, 1er nov 1896.

BRISSAUD (E.). — Tics et spasmes cloniques de la face. *Journal de méd. et de chir. pratique*, 25 janv. 1894, p. 49.

BRISSAUD (E.). — Leçons de la Salpêtrière.

BRISSAUD (E.). — Tics et spasmes. *Union médicale*, 1894, p. 161.

BRISSAUD et MEIGE. — *Revue neurologique*, 30 décembre 1894.

BROCA. — Arthrites non tuberculeuses de la colonne cervicale. *Bull. méd.*, 1894, p. 493, n° 42.

BUJALSKI. — Drugh zdrawia, n° 26, p. 201, Saint-Pétersbourg, 1834. *Journal de chirurgie*, 1835, p. 335.

BÜNDELL. — Vogel's neue med. Bibl., 1762, V, p. 189.

BUSCH. — Art. « Torticolis », in *Ziemssen's Handbuch der allgemeinen Therapie.*

BUSCH. — Torticolis spasmodique. Niederrheinische Gesellschafft in Bonn. *Berl. klin. Woch.*, 1873, nos 37, 38, 39.

BUZZARD. — Spasmes cloniques du cou traités par la liqueur de Fowler. *Brit. med. Journ.*, déc., p. 937, 1881.

BUZZARD. — Spasme du spinal consécutif à une adénite profonde. *Soc. Harveïenne*, Anal. in *Presse Méd.*, 8 mai 1889.

CHABBERT. — *Arch. de Neurologie,* 1893, p. 10.

CHARCOT. — Leçons du mardi, et Hystérie et tics; diagnostic in *Semaine médicale,* 1886, p. 37.

CHARON. — Tuméfaction circonscrite du muscle sterno-cléido-mastoïdien. *Journ. de Bruxelles,* LXI, 1875.

CHARON et GEVAERT. — Hématome du sterno-mastoïdien chez un enfant de douze mois. *Journ. de Médecine,* n° 23, 1889.

CHARPENTIER. — Tumeurs du sterno-cléido-mastoïdien chez le nouveau-né. *Arch. de Tocologie,* mars 1885.

CHIPAULT. — Chirurgie opératoire du système nerveux, t. II, p. 280.

COLLIER. — Spasmodic torticollis treated by nerve ligature. *Lancet,* 21 juin 1890, p. 1355, et 5 juillet 1891.

COLOMBARA (C.). — Ueber den angeborenen muskulären Schiefhals. Inaug. Diss. Bonn., 1891.

COLOMBO. — Du traitement du torticolis par le massage. *Gazetta degli ospedali*, 1895, p. 252.

CONTESSE. — *Bull. soc. anat.*, 4e série, VII, p. 2.

COSTER. — Manuel des opérations chirurgicales, 1825, p. 110.

COUILLARD-LABONNOTE. — Du torticolis. *Thèse*, Paris, 1869.

CRISP (E.). — Spasmodic torticollis, *Path. Transactions*, vol. XXVI, p. 252.

CROSS. — Spasmodic torticollis. *Brit. med. Journ.*, 13 mars 1880.

CUIGNET. — Des attitudes dans les maladies des yeux et du torticolis oculaire. *Rec. d'ophtal.,* avril 1874, p. 190.

DALLY. — Du torticolis occipito-atloïdien. *Bull. gén. de thérapeutique,* LXXXIX, oct. 1875, p. 354.

D'ARCY POWER. — Du torticolis dans ses relations avec l'hématome congénital du muscle sterno-mastoïdien. *Roy. Soc. of. med. and chir.*, 24 janv. 1893.

DAWIS (J.-D.-S.). — Congenital torticollis. *N.-Y. med. Journ.*, II, 1888.

DEBOUT. — Torticolis par contracture des muscles splénius droit et sterno-cleido-mastoïdien du côté gauche, guéri par l'électrisation des muscles sains. *Bull. de la Soc. de chir.*, 1854, t. V, p. 200, et *Bull. de Thérap.*, t. XLIX, p. 64.

DECHAMBRE. — *Gaz. méd.*, 1851, p. 717 et 745; 1852, p. 325.

DELORE. — Du torticolis postérieur et de son traitement par le redressement forcé et le bandage silicaté. *Bull. de la Soc. des Sc. méd. de Lyon*, 30 déc. 1877, et *Gaz. heb.*, III, 1878.

DELPECH. — De l'Orthomorphie. Paris, t. I, 1828.

DEPAUL. — Du torticolis. Thèse d'agrégation. Paris, 1844.

DERCUM. — Spasmodic torticollis and its medical relations. *The medic. and surg. Report*, 1894, p. 39.

DE SAINT-GERMAIN. — Sur le torticolis. *Gaz. des hôp.*, 43, 44, 45, 1881. — Du torticolis in Chirurgie orthopédique. Leçons clin. à l'hôp. des enfants malades. Paris, 1883.

DESNOS. — Spasme fonctionnel du muscle sterno-mastoïdien. *Union méd.*, 16 mars 1880, p. 422.

DESPORTES. — Torticolis spasmodique. *Revue médicale*, 1825.

DESSIRIER. — Des ténotomies sous-cutanées et à ciel ouvert dans le traitement du torticolis musculaire chronique. *Thèse*, Lyon, 1890.

DIEFFENBACH. — Mémoire sur la section du sterno-cléido-mast. dans le torticolis. *Berl. Klin. Zeitung*, 1838 et *l'Expérience*, 1838, II, p. 273.

DIEFFENBACH. — Durchschneidung der Sehnen und. Muskeln, 1841, p. 23.

Discussion sur la méthode sous-cutanée. *Bull. de l'Acad. de méd.*, 1842.

Discussion sur le traitement du torticolis par la ténotomie. *Société de chirurgie de Paris.* Séance du 27 juin et 2 juillet, 1890.

Discussion sur le torticolis, *Académie de Médecine de New-York. Section de chir. orth.*, 9 fév. 1896. Analyse in *Archivio di ortopedia*, 1896, fasc. 4.

Dollinger (J.). — Beitraege z. Pathologie u. Therapie Muskeln des Torticollis. *Pester med. chir. Presse*, n°s 48 et 49, 1885.

Dollinger (J.). — Ein Fall von Torticollis. Analyse dans *Arch. f. Kinderheilkunde*, p. 302, 1889.

Dubreuil. — Spasme fonctionnel du sterno-cléido-mastoïdien et du trapèze. *Gaz. hebd. des sc. méd. de Montp.*, n°s 28, 29, 1882.

Dubreuil. — Tortic. dû à la rétraction des scalènes. *Gaz. hebd. des sc. méd. de Montpellier*, 1886, et *Eléments d'orthopédie*, 1882.

Duchenne (de Boulogne). — De l'électrisation localisée et de son application à la pathologie et la thérapeutique, 3e édit. Paris, 1872.

Ducurtil. — De la ténotomie à ciel ouvert comme traitement du torticolis musculaire chronique. *Thèse*, Paris, 1889.

Duplay (S.), Rochard, A. Demoulin. — Article *Cou*, in *Diagnostic chirurgical*, in-8, 320 p., avec fig.

Duval (V.). — Mém. sur le tortic. ancien. *Rev. des spécialistes*, 1843.

Duval (P.-E.-M.). — Veines jugulaires superficielles. Tronc artériel thyro-cervical, 1891.

Duval (P.-E.-M.). — De la section à ciel ouvert du sterno-cléido-mastoïdien dans le traitement du torticolis. Paris, 1892.

Eiselsberg. — Tortic. traum. *Anzeiger der K. K. Gesellschaft der Aerzte in Wien*, 23 februar. 1888, et *Sem. méd.*, 1888, p. 58.

Erb. — Torticolis spasmodique. Krankeiten des nervensystems in *Pathologie de Ziemssen*, p. 288.

EULENBURG. — Einfall von Torticollis nach Suppuration d. Zellgewebes im Nacken. *Archiv. f. klin. chir.*, IV.

FABRE. — Article « Torticolis » du *Dictionnaire* de 1846.

FARRY. — Ueber musculæren Schiefhals. Inaug. Diss. Bonn. Hauptmann, 1885.

FALKENBERG. — Déform. secondaires dans le tortic. musc. *Deuts. Zeitschr. f. Chir.*, XIX, 1885, p. 338.

FALKSOHN. — Ueber ein einfaches Verfahren bei der Behandlung des Spondyl. cervic. und d. Caput obstipum, *Berlin. klin. Woch.*, 1883, p. 453.

FASBENDER. — Sur certains états rares du cou chez les nouveau-nés. *Jahres bericht von Virchow-Hirsch.*, Bd. 11, S. 663, 664, et *Berlin. klin. Woch.*, 1873, n° 25, p. 298.

FÉRÉ (Ch.). — Crampe fonctionnelle du cou. *Revue de médecine*, 1883, p. 769.

FÉRÉ (Ch.). — Contribution à la pathologie des spasmes fonctionnels du cou. *Revue de médecine*, 10 septembre 1894, n° 9.

FISCHER (G.). — *Deutsche Chirurgie*, 1880. Lieferung, 34. Krankheiten des Halses, 5, 34. Caput obstipum.

FISHER. — Torticolis congénital. Opération à 21 ans, résultat favorable. *Lancet*, 1877, vol. II, p. 609.

FLEURY (L.). — Mém. sur un cas de torticolis. *Arch. gén. de méd.*, 1848, 3e série, t. II, p. 78.

FORSCHEIMER. — Ueber Torticollis intermittens. Analyse in *Arch. f. Kinderheilkunde*, p. 302, 1889.

FOURNIER. — Le tic rotatoire. *Th.*, Strasbourg, 1870.

FRANCIS (A.-G.). — Case of spasmodic torticollis ; section of spinal accessory nerve, recovery. *Lancet*, 11 nov. 1893.

FUMAGALLI. — Torcicollo congenito. *Arch. di ortop.*, 1890, p. 29.

Gardner and Giles. — Neurectomy in spasmodic torticollis and retrocollis spasm, or torticolis postérieur. *Australian med. journ.*, 1892, t. XIV, p. 613, et 1893, t. XV, p. 49.

Gaujot et Spillmann. — *Arsenal de la chir. contemporaine*. Paris, 1867, t. I, p. 496.

Gautiez (A.-H.). — Contribution à l'étude des spasmes du cou. *Thèse*, Paris, 1884, n° 95.

Gellé. — Du torticolis ab aure læsa. Cong. franc. de méd. int. de Lyon, 25 au 29 oct. 1894, et *Tribune médicale*, n°s 50 et 51, 1894.

Gerhardt. — Accessoriuskrampf mit Stimmbandbetheiligung. *Munch. med. Woch.*, 1894, p. 181.

Gilbert. — *Phil. med. Examiner*, déc. 1852, p. 786-787.

Gilles de la Tourette. — Torticolis hystérique, in *Nouv. Iconog. de la Salpêtrière*, 1889, t. II, p. 182.

Gillette (A.-J.). — Torticolis par végétations adénoïdes du pharynx et hypertrophie des amygdales. *N.-Y. Med. Journ.*, 1er août 1896.

Gillette (A.-J.). — Torticollis due to adenoid vegetations and chronic hypertrophy of the tonsils. *American orthopedic Association*. Tenth session, vol. IX, May 19 th. 1896.

Golding Bird. — Torticolis congénital. *Rev. d'orthop.*, 1891, n° 2, p. 88.

Golding Bird. — Congenital wry-neck. *Guy's Hospital Rep.*, XLVII, 1890, et *Cent. für chir.*, n° 47, S. 915, 1891.

Gooch. — Chir. Worths, 1820-1821, vol. II, p. 31.

Gould. — Case of spasmodic torticollis treated by avulsion of the central end of the spinal accessory nerve. *Lancet*, 1892, t. I.

Gourdan. — Art. « Torticolis ». *Dict. des sciences médicales.*

Gowers. — Diseases of nervous system.

Grancher. — Rhumatisme cervical chez l'enfant. *Bull. méd.*, 1888, p. 282.

GRASER. — Zur Aetiologie u. Therap. des Caput obstip. *Münch. med. Wochenschr.*, 1887, n° 13, et *Centralblatt für Chir* 1887, S. 729.

GRASSET (J.) et RAUZIER. — Torticolis spasmodique. *Traité pratique des maladies du système nerveux*, Montp., 4e édition mai 1894.

GREEVE. — Diss. di cap. obst. — Traj. ad Rhen., 1786.

GREFFIÉ (E.). — Torticolis et asymétrie de la face et du crâne. *Montpell. méd.*, 16 nov. 1890.

GRIFFITH and HALWELL. — Resection of spinal accessory nerve in torticollis. *Brit. Med. Journ.*, 1892, t. I, p. 768.

GROSS. — Ténot. sous-cut. et ténot. à ciel ouvert pour tortic. musc. *Sem. méd.*, 1890, n° 42, p. 355.

GROSS. — Sur l'anatom. path. du torticolis. *Philad. med. Times*, oct. 1873, p. 4.

GUDDEN. — Experimental Untersuchungen über das Schadelwachstum, 1874.

GUÉRIN (J.). — Deformations de la face et du crâne dans le torticolis ancien. *Bull. de l'Acad. de méd.*, 2e série, IX, n° 30, 1880.

GUÉRIN (J.). — Mém. sur une nouvelle méthode de traitement du tortic. ancien. Paris, 1838.

GUÉRIN (J.). — Essais sur la méthode sous-cutanée, 1841, et mémoire. Paris, 1844, janv., gr. in-8°, et discours sur la méthode sous-cutanée. *Bull. de l'Acad. de Méd.*, 1857.

GUERTIN. — Torticolis spasmodique. *Thèse*, Paris, 1881.

GUIBERT. — Crampe fonctionnelle du cou. *Revue médicale*, avril 1892.

GUILLEMOT (Y.). — Paralysies radiculaires du plexus brachial. *Thèse*, Paris, 1896.

GUINON. — Art. « Tics convulsifs » du *Dict. ency. des sc. méd.*

GUNTHER. — Lehre von den blutigen operationen. Abtheil, V, p. 16.

GUYON. — Article « Torticolis », in *Dict. encycl. des sc. méd.*, 3e série, t. XVII, p. 670.

HAAF (G. ten). — Abhandlungen aus den Naturgeschichte. Leipzig, 1758, et Verbandelingen der Haarlemsche Maatschappij van Wetenschappen, 1758, Dl. IV.

HADRA. — Two cases of congen. torticollis with remarks. *The med. Rec.*, I, 1886.

HARKIN. — Lettre contre le traitement chirurgical du tort. spasmodique. *Lancet*, 1892, t. I, p. 938 et 1053.

HARLEY. — La ciguë dans le torticolis spasmodique. *Roy. med. and chir. Society*, 9 déc. 1893.

HARTMANN. — Beitrag zur Behandlung des muskulären Schiefhalses. *Beitræge z. klin. Chir.*, XV, 3, 1896.

HARTRIDGE. — Lettre sur le cas de Heaton. *Brit. med. Journ.*, 20 mars 1880.

HEATON. — Torticolis spasmodique. *Brit. med. Journ.*, 15 fév. 1889.

HEINECKE. — Zur Aetiologie und Therapie des caput obstipum. *Munch med. Woch.*, 1887, n° 13.

HEISTER (L.). — Heelkundige onderwijzingen. Amsterdam, 1741.

HEUSINGER. — *Bericht der anthropotomischen. Anstalt zu Würzburg*, S. 42, 1826.

HILDEBRAND. — Sur un cas insolite de torticolis. 26e *congrès de la Société allemande de Chirurgie*, tenu à Berlin du 21 au 24 août 1897.

HIRT. — Pathologie und Therapie der nervenkrankheiten, 1890, p. 116.

HOFFA. — Article « Torticolis » du *Lehrbuch der Orthopœdis chen chirurgie*, Zweite Auflage. Suttgart, 1894.

HOMOLLE. — Art. « Rhumatisme », *Dict. Jaccoud*,

HUETER. — Grundriss der Chirurgie. Leipzig, 1885.

HUMEAU (J.). — De l'arthrite cervicale d'origine rhumatismale. Thèse de Paris, 1896.

ISIDOR (C.). — Etude du torticolis spasmodique et de son traitement chirurgical. *Thèse*, Paris, 1895.

JACCOUD. — Pathologie interne. Article *Hyperkinésie du spinal.*

JALAGUIER. — Ténotomie chez une petite fille de quinze mois; cicatrice légèrement exubérante. *Bull. soc. chir.*, 1890, t. XVI, p. 495.

JEANNEL. — Art. « Torticolis », in *Encyclop. Intern. de Chir.*, 1886, t. V, p. 777.

JOHNSON. — *Transactions of the medical and chirurg. Society*, 1875.

JÖRG (van). — Ueber die Verkrümmmungen des menschlichen Körpers und eine rationelle und sichere Heilart derselben. Leipzig, 1810.

JUDSON. — Torticolis par hématome du sterno-cléido-mastoïdien. *Acad. de méd. N.-Y. (section d'orthopédie)*, séance du 18 avr. 1890.

KAREWSKI (F.). — Article « Torticolis », p. 573, *Chirurgischen Krankheiten des Kindesalters*. Stuttgart, 1891.

KEEN. — Une opération nouvelle pour le torticolis spasmodique. *Ann. of surgery*, janv. 1891, et *Journal of the nervous and mental diseases*, décembre 1889.

KEETLEY. — Notes on wry-neck or torticollis. London, et N. am. Pract., Chicago, 1890.

KIRMISSON. — Leçons clin. sur les maladies de l'app. locomoteur, p. 241, et *Bull. méd.*, 1889.

KNOPFF. — Beobachtung ueber Krampfe im Bereich des accessorius und oberen cervical nerven. Diss. Inaug. Göttingen, 1875.

KNOTT. — Torticolis spasmodique. *Guy's hospital reports*, t. XVIII, p. 141.

KŒSTER (K.). — Ueber musculären Schiefhals. *Deutsch med. Wochensch.*, 21 fév. 1895.

KRUEGER. — Traitement du tort. spasmodique. Application de cataplasmes chauds. *Semaine méd.*, 1er av. 1891.

KRUMMACHER (G.). — Zur Aetiologie der Schädelasymmetrie beim angeb. Schiefhalse. *Centralbl. f. Chir.*, n° 12, 1889, et Inaugural-Diss. Berlin, 1889.

KUHN (d'Elbeuf). — Le traitement du torticolis par l'extension intermittente dans le décubitus horizontal. *Normandie médicale*, n° 2, 1894.

KUSTNER. — *Wien. med. Blätter*, 1886, n° 10 et 11.

LAMY (Ch.). — Torticolis et lumbago articulaire. Thèse de Paris, 1895.

LANDOLT. — Tortic. oculaire. *Bull. méd.*, 1890, p. 573.

LANE (Arburthnot). — Deformities which develope during young life. *Guy's Hospital Reports*, vol. XLIV.

LANNELONGUE. — Arthrite rhumatismale des vertèbres cervicales. *Bull. méd.*, n° 28, 1894.

LANNELONGUE (O.). — Leçons sur la tuberculose vertébrale recueillies par V. Ménard, 1888, p. 201-205.

LANPHEAR (L.). — A case of wry-neck; open operation, *Weeckly med. review*. Saint-Louis, 1890, t. XXI, 426.

LARGHI. — Massage dans le torticolis. *Gaz. med. italiana*, et *Gaz. heb.*, 1862.

LAUNOIS. — Hématome du sterno-mastoïdien chez les nouveau-nés. *Rev. mens. des malad. de l'enfance*, 1883, p. 140.

LE BRETON. — Etude sur une variété de tumeur du cou chez les nouveau-nés. *Thèse*, Paris, 1883.

LECUYER. — Des gommes du sterno-mastoïdien. Thèse de doct. de Paris, 1881, n° 176.

Leczynski. — Spasmes musculaires et atropine. *New-York med. Journ.*, 14 mars 1891.

Legay. — Torticolis rachitique. *Médecine moderne*, n° 41, 12 janv. 1895.

Legouest. — Torticolis intermittent. *Bull. de la Soc. de Chir.*, 1861, t. II, p. 234.

Levrat. — Ténotomie à ciel ouvert du chef sternal du sterno-cléido-mast. *Prov. méd.*, 27 oct. 1888.

Leyden. — Torticolis spasmodique. *Traité des maladies de la moelle épinière.*

Little (J.). — Art. « Torticolis », in *System of surgery de Holmes.*

Little (J.). — Deformities of the human frame. London, 1853, p. 193-194.

Lorenz (A.). — Zur Pathologie u. Therapie des musc. Schiefhalses. *Allg. Wiener med. Zeitung*, 1886, XXXI, p. 285, et *Wiener klin. Wochens*, n° 17-18, 23 et 30 avril 1891.

Lorenz. — Sur le traitement du torticolis musculaire, *Société imp. méd. de Vienne*, 1893, et *Centralb. für Chir.*, 1895, n° 5, p. 105.

Lovett (R.-W.). — A case of functionnal torticollis, probably due to defective eye sight. *Trans. Am. Orth. Ass.* Philadelphia, 1889.

Lovett (R.-W.). — Torticolis dû à un hématome du sterno-mastoïdien. *Suffolk district medical Soc.*, 1892.

Lund. — Torticollis terminating fatally. (*Manch. med. soc.*) *Brit. med. J.*, 26 avril, vol. I, p. 475, 1873.

Lüning. — Zur anatomie des cong. Caput obstipum. *Correspondenzblatt für schweizeriche Aertze*, 1888, n° 1, S. 23.

Lyman. — Torticollis and noding spasm. *Internat. med. mag.* Philadelphie, 1893, t. II, p. 741.

Maas. — Fortschritten der Medicin, 1884, S. 753.

Mac Lane Hamilton. — Traitement du torticolis par l'électricité galvanique. *N.-Y. med. Journ.*, 1880, p. 140.

MALGAIGNE. — *Gaz. méd.,* 1832, p. 827.

MALGAIGNE. — De quelques illusions orthop. *Journ. chir.*, 1843, p. 237.

MALGAIGNE. — Leçons d'orthopédie. Paris, 1862, p. 291.

MANOURY (G.). — Torticolis musculaire. Ténotomie à ciel ouvert. *Revue d'orth.*, p. 259.

MANSELL-MOULLIN. — Du torticolis dû à l'hématome du sterno-cléido-mastoïdien. *Brit. med. Journ.,* 25 février 1893.

MARFAN. — Rhumatisme articulaire chez l'enfant et en particulier du rhumatisme cervical. *Journal des praticiens*, 1895.

MAUBRAC (O.). — Rech. anat. et phys. sur le muscle sterno-cléido-mastoïdien. *Intern. Monatsschrift für Anat. und Histologie,* 1884, et Anat. et phys. du muscle sterno-mast. Thèse de Bordeaux, 1885.

MAYDL. — Ueber subcutane Muskel-und Sehnenzerreissungen, sowie Rissfracturen. *Deutsch. Zeitsch f. chir.*, Bd. XVII, S. 306, und 513, Bd. XVIII, S. 35.

MEEK'REN (J. van). — Obs. Medico-chirurgicæ. 1682. Cap. XXXIII.

MELCHIORI (G.). — Induration du muscle sterno-mastoïdien chez les nouveau-nés. *Gaz. med. ital., prov. Sarde,* 1861.

MELLET. — Manuel pratique d'orthopédie. Paris, 1844.

MIKULICZ (J.). — Ueber die Exstirpation des Kopfnickers beim muskulären Schiefhals, nebst Bemerkungen zur Pathologie dieses Leidens. *Centralbl. für Chir.*, 1895, n° 1.

MILLS. — Sur quelques cas de tortic. spasmod. *The am. journ. of. med. sc.*, oct. 1877.

MITCHELL. — Torticolis spasmodique dû à des dents cariées. *Med. chir. Transac.*, t. IV, 1893.

MORGAN. — Section du spinal. *Brit. and F. med. chir. Review,* juillet 1866, et *The Lancet,* 3 août 1867.

MOSETIG. — Tortic. spasmod. Elongation des deux nerfs spinaux. *Wien. med. Presse,* n° 27, 1881.

MURRAY. — Tort. cong. *Med. chir. Journ.*, juillet 1892.

MUSSON. — Du torticolis. Thèse de Paris, 1867.

NÈGRE. — Du tortic. fonctionnel. *Thèse*, Montpellier, 1883.

NICOLADONI. — Ueber den Zusammenhang von Wachsthums-stœrung u. Difformitäten. *Wien. med. Jahrb.*, 1886, p. 263, et *Wien. med. Presse*, 1882.

NIEMEYER. — Pathologie interne, t. I, p. 490. Article *Hyper-kinésie du spinal.*

NOBLE SMITH. — Spasmodic torticollis. *British med. journal*, mars 1880 et 4 avril 1891.

NOBLE SMITH. — Spasmodic wry-neck and hoter spasmodic movements of the head, face and neck. London, 1891.

NOBLE SMITH. — *Lancet*, 28 juin 1890, 1892, t. I; 1893, t. I, et t. II.

NOBLE SMITH. — Sur la cure du torticolis spasmodique par la résection du nerf spinal et des 3e, 4e et 5e paires cervicales. *Congrès inter. de méd. de Rome*, 1894, et *Semaine médicale*, 1894.

OGLE. — Spasmodic contraction of the muscules of the neck. *Clinical society's transact.*, 1873.

ORMSBY. — Torticolis clonique. *Dublin Journ. of med. sc.*, sept. 1882, p. 248.

OSLER (W.). — De l'association du torticolis et de l'asymétrie faciale. Société américaine de pédiatrie. *New-York med. Journ.*, 12 décembre 1891, et *Archiv. of Pediatria*, 1892.

OSTEN. — Etude sur les résultats obtenus par la ténotomie dans les torticolis musculaires chroniques. *Thèse*, Paris, 1896.

OWEN (E.). — Du torticolis. *Royal med. Society.* London, 1868.

OWEN (E.). — Wry-neck in Lectures on cases from the ward. *Clinical. Journ.*, August. 22, 1894.

OWEN (E.). — Traité de chirurgie des enfants, et Lettsomian Lect. *Med. society of London,* 1890.

OWEN (E.). — Spasmodic wry-neck treated by resection of the spinal accessory nerve. *Lancet*, t. I, 1891 and 1892.

PAGE. — *Brit. med. Journal.*, 4 février 1888.

PAULY (de Lyon). — Goître et torticolis spasmodique. *Bull. méd.*, décembre 1894, et *Semaine médicale*, 1894, p. 486.

PEACOK. — Tort. spas. hystérique. *Med. Times and Gazette*, décembre 1861.

PÉRATÉ. — Hématome du sterno-mastoïdien. *Gaz. hebd.*, 26 mai 1876.

PETERSEN (F.). — Caput obstipum. *Langenb. Arch. f. klin. Med.*, 1884, XXX, S. 781, et *Centralblatt für chir.*, 1885.

PETERSEN (F.). — Du tortic. congénital. *Communic. au 20e congrès de la soc. allem. de chir.* Séance du 3 avril 1891.

PETERSEN (F.). — Zur Frage des Kopfnikerhämatoms bei Neugeborenen. *Centralbl. für Gynäk.*, 1896, n° 48.

PETERSEN (F.). — Ueber den angeborenen musculären Schiefhals. *Zeitsch. für orth. Chir.*, I, Band. I Heft. S. 113.

PETERSEN (F.). — Behandlung des Schiefhalses p. 45, in *Aus der Kön. chirurg. Poliklinik zu Kiel.*.

PETIT (L. H.). — Traitement du torticolis spasmodique par la résection du nerf spinal. *Revue d'orthopédie,* 1er juillet 1891, et *Union médicale*, 1891, p. 37, 53.

PEYROT. — Article « Torticolis » du *Manuel de Pathologie externe.*

PHILLIPS. — De la ténotomie sous-cutanée. Paris, 1841, p. 100.

PHOCAS. — Torticolis in *Leçons cliniques de chirurgie orthopédique.* Paris, 1895.

PHOCAS (G.). — Torticolis musculaire. Son traitement, Ténotomie à ciel ouvert. *Gaz. des hôp.*, 23 oct. 1890, et *Revue d'Orthopédie,* sept. 1891.

PHOCAS (G.). — *Soc. de chir.*, séances du 25 juin et 2 juillet 1890.

PICOT. — Du torticolis. *Thèse*, Paris, 1872.

PIÉCHAUD (T.). — Note sur le traitement du torticolis musculaire par la méthode à ciel ouvert. *Congrès franç. de chir.* Paris, 1891. Séance du 4 avril.

PITHA-BILLROTH. — Handb. der allgem. u. spec. chirurg. Erlang. 1872, III.

POORE. — Tortic. spasm. par lésion cérébr. *Soc. clin. de Londres, Brit. med. Journ.*, mai 1887, t. XX, p. 226, et *Lancet,* 18 B.

POST (A.). — Torticolis treated by operation. *N.-Y. med. record.*, janv. 1881.

POULET et BOUSQUET. — Article « Torticolis » du *Traité de Pathologie externe*.

POWERS. — Resection of posterior branches of upper three cervical nerves. *Boston M. S. Journal*, 1892, t. CXXVI, p. 18, et *New-York med. Journ.*, 1892, t. IV, p. 253.

POWERS. — Resection of posterior branches of upper three cervical nerv. *Boston med. surg. Journal*, 1892, et *New-York med. Journal,* 1892, t. IV, p. 253.

QUEVRAIN (F. de). — Le traitement chirurgical du torticolis spasmodique d'après la méthode de Kocher. *Semaine médicale,* 14 oct. 1896, n° 50.

QUISLING. — Archiv. f. Kinderheilk. 1891, Bd. XII, H. 56.

RADZICH. — Tortic. dans l'otite moyenne. *St-Petersb. Med. Woch.*, 1889, n° 347, et *Revue mens. des mal. de l'enfance*, juillet 1890.

REBOUL. — Traitement du torticolis par rétraction. *Marseille médical,* 15 sept. 1892.

RÉCAMIER. — Du massage dans le torticolis. *Revue médicale,* 1838.

Reckitt. — Torticolis. Blessure du sterno-mast. droit. *Lancet,* I, 16 avril 1880, p. 608.

Redard (P.). — De la ténotomie à ciel ouvert comme traitement du torticolis musc. *Gaz. méd. de Paris,* n° 14, 1889.

Reiner (M.). — Bemerkungen zum modellirenden Redressement der Halswirbelsaüle. *Wien klin. Wochensch*, 29 oct. 1896.

Rennecke. — *Centralb. fur Gynäkolog.*, 1886, n° 22.

Renton (T.-C.). — Nerve-stretching for torticollis. *Glasgow med. Journ.,* mai 1889, p. 342.

Renzi (de). — Spasmo isterico dello sterno-mastoïdo. *Riforma med. Napoli,* 1894, t. I, p. 674.

Richardson (M.) et Walton (G.). — The operative treatment of spasmodic torticollis, with cases. *American Journal of the med. Sciences*, janv. 1895, et *Further obs. on spasmodic torticollis*, id., 1896. Analyse in *Revue d'orthopédie,* janvier 1896.

Richer (P.). — Torticolis hystérique in Paralysies et contractures hystériques. Paris, 1892.

Rilliet et Barthez. — Traité des maladies des enfants, t. II, p. 488.

Rivers. — Spasme des muscles du cou, etc. *Saint-Barthol. hosp. rep.*, XXIV, 1888.

Rivington. — Excision du spinal. *The Lancet,* vol. I, p. 213, 1879. Tortic. spasmod., excision d'un morceau du spinal. *Brain,* IV, p. 257, n° XIV, juillet 1882.

Robert. — Cas de mort après la ténotomie. *Gaz. des Hôp.*, 1846, p. 174.

Robin (A.) et Londe (P.). — Du torticolis et du lumbago aigus d'origine articulaire et rhumatismale et de leur traitement. *Revue de médecine*, n° 10, 10 oct. 1894.

Rochard (E.). — Du torticolis par rétraction. *Union méd.*, 1893.

RŒCKEL (W.). — Spasmodic torticollis. *Australian M. Journ.* Melbourne, 1893, t. II, p. 741.

ROGER (H.). — Torticolis aigu des enfants. *Archives gén. de méd.*, janv. 1867.

ROONHUYSE (Van). — Heelkonstige aanmerkingen van Hendrick van Roonhuyse, ordinaris Heelmeester der Stadt Amsteldam, 1692, et Obser. chirur. 22 et 23 et Hist. Heilcuren in zwei Theilen, etc., p. 82, 1672.

ROSENTHAL. — Torticolis spasmodique. *Traité des maladies du système nerveux.*

ROTH (B.). — The treatment of non spasmodic wry-neck. *Brit. med. Journ.*, 14 juin 1884.

SABATIER. — Ténotomie à ciel ouvert et ténotomie sous-cutanée. *Lyon méd.*, 1890, 573-585, t. III.

SANDS. — Résection du spinal pour tortic. *Ann. of. anat. and surg.*, 1888.

SANI (de Rome). — Ténotomie à ciel ouvert pour un torticolis congénital. *The Lancet*, 1841.

SARLET. — Torticolis et Syphilis. *Le Scalpel.* Liège, 6 juillet 1890, p. 2.

SAYRE (L.-A.). — Lectures on orthop. surgery, 1887.

SCHMIDT (M.). — Zum Kapitel des Schiefhalses. *Centralbl. f. Chir.* S 570, 26 juillet 1890.

SCHMIDT. — *Central. f. chir.*, n° 30, S, 570, 1890.

SCHREIBER. — *Allg. und. spec. Orthop. chir.* 18, Caput obstipum.

SCHWARTZ. — Elongation et résection du nerf spinal, appliquées au traitement du tortic. spasmod. *Bull. et mém. de la Soc. de chir.*, XII, 1884, 1886, p. 812, et article « Ténotomie » du *Dictionnaire de méd. et de chir. pratiques.*

SÉDILLOT. — Innocuité de la ténotomie. *Annales de Chirurgie*, t. VIII, p. 298.

SEVESTRE. — Un cas de spasme fonctionnel du sterno-mastoïdien. *Union médicale*, 3 sept. 1882.

SHARP. — A treatise on the operations of surgery, 1782.

SIMON. — Nouvelles variétés de spasmes musculaires fonctionnels. *Thèse*, Paris, 1875.

SIMON. — D'une nouvelle variété de spasmes musculaires fonctionnels. Thèse de Paris, 1875.

SINKLER. — Wry-neck, spinal spasm. *Phil. med. Times*, 3 mai 1884.

SKEY. — Tort. spas. hystérique. *Med. Times and Gazette*, 13 oct. 1866.

SOLINGEN (C.). — Alle de medicinale en chirurgicale wercken van den Heer Cornelis Solingen. s'-Gravenhage, 1698.

SONDS. — Spasmodic torticollis *Soc. de chir. de New-York*, nov. 1883.

SOUQUES. — Torticolis hystérique. Art. « Hystérie » du *Manuel de Médecine* de Debove et Achard.

SOUTHAM (F.-A.). Traitement du tortic. spasm. par l'excision du nerf spinal accessoire. *Brit. med. Journ.*, 1890 et 1891, et *Lancet* 1881 et 1892.

SPIEGELBERG. — Lehrbuch der Geburtshülfe.

SPRING. — Symptomatologie ou Traité des accidents morbides, t. I, p. 581.

STEELE. — *Transact. of. med. of the state of Missouri*, 1876, p. 4, 37, 49.

STENDEL. — Torticolis spasmodique. *Gazette médicale*, 1850.

STEUDEL. — Torticolis spasmodique. *Gaz. méd.*, 1850.

STILLMANN (C.-T.). — The treatment of wry-neck or torticollis. *N. am. Pract.* Chicago 1890; ii 108, III.

STROMEYER. — Operat. orthop. Chir. 1838, t. II, p. 425, et *Casper's Woch.*, 1837, p. 682.

STROMEYER. — Habituellen Krampf des Kopfnickers. *Wochenschrift für ges. Heilk.*, 1837, p. 93, et Handbuch der chirurgie Bd. II. S. 4 Bu. 1864.

SWAN. — Du torticolis, son traitement, ténotomie, etc. *The Dublin Journ. of med. sc.*, p. 114, 1879.

SYME. — Ténotomie sous-cutanée du sterno-mastoïdien. *Edinb. Med. and surg. Journal*, avril 1833.

TACCOEN. — De la ténotomie à ciel ouvert dans le traitement du torticolis musc. chronique. *Thèse*, Lille, 1891.

TESTUT. — Les anomalies musculaires chez l'homme expliquées par l'anatomie comparée; leur importance en anthropologie. Paris, G. Masson.

THOMSON (J.-H.). — Cas de torticolis observé chez plusieurs membres d'une même famille. *The Lancet*, 4 juillet 1896.

TILLAUX. — Bull. soc. chir., 1890, XVI, p. 483.

TILLAUX. — Traité de chir. clin., I, p. 516, et t. II, 2e édit., 1887.

TILLAUX. — Tortic. fonction., etc. *Bull. Acad. méd.*, 1882.

TILLAUX. — Torticolis par action dynamique. *Semaine médicale*, 1882.

TILLAUX. — Du torticolis. *Médecine moderne*, n° 12, 1893.

TILLAUX. — Traité de chirurgie clinique. Article *Torticolis*, 5e édition.

TORDEUS. — Consid. sur le trachelhématome. *Journ. de méd. chir. et pharm.* Bruxelles, 1882, p. 318.

TRAISNEL. — Contribution à la pathol. chirurg. du sterno-mastoïdien. *Thèse*, Paris, 1876, n° 274.

TUBBY (A.-H.). — Article « Torticolis » in *Deformities. A treatise on orthopœdic surgery*. London, 1896.

TULPIUS (N.). — Obs. med., libr. IV, cap. LVIII. Amsterdam, 1652.

URBANTSCHITSCH. — Torticolis à la suite d'affections de l'oreille. *Traité des maladies des oreilles,* p. 365.

VALLIN. — Observation de torticolis. *Archives générales de Médecine,* 1838.

VELPEAU. — Nouv. élém. de méd. opératoire, p. 578, 1839.

VERGOZ. — Contrib. à l'étude du tortic. muscul. par contracture et rétraction. *Thèse,* Bordeaux, 1888.

VERNEUIL. — Divers proc. de section du sterno-cléido-mast. dans le tortic. *Rev. d'orthop.*, 1891, n° 2, p. 81.

VERNEUIL. — De la méthode sous-cutanée. *Mém. de chir.*, t. I, p. 311, et *Bull. de la Soc. de chir.*, 25 juin 1890.

VIGOUREUX. — Behandl. des Caput obstipum spasticum. *Wien. med. Woch.*, 1889, n° 28.

VIGOUROUX. — Pathogénie et traitement des impotences fonctionnelles. — Rapport du prof. Cornil. *Académie de méd.*, 3 oct. 1896.

VOISIN. — Torticolis intermittent. *Société d'hypnologie et de physiologie,* 17 juillet 1893. *Semaine médicale,* 1893, p. 350.

VOLKMANN (R.). — Das sogenannte angeborene Caput obstipum u. die offene Durchschneidung des M. Sternocleidomastoideus. *Centralbl. f. Chir.*, n° 14, S. 233, 1885.

VOLKMANN (R.). — Handbuch der allgemeinen u. speciellen Chir. von Pitha u. Billroth, t. II, 1872.

VOLLERT (J.). — Zur Operation u. Pathol. Anat. des Congenit. Caput obstipum. *Centralbl. für Chir.*, 20 sept. 1890, n° 38.

VONCK (A.). — Studie over het caput obstipum musculare. Amsterdam, 1887.

WADSWORTH. — Spasm. torticollis apparently due to faulty position of the eyes. *American ophthalm. Asso.*, 1889, p. 381.

WAHLTUCH. — Un cas de spasme clonique du sterno-mastoïdien gauche. *British med. Journal,* 1er mai 1880, p. 662.

WALTHER. — Article « Torticolis ». *Traité de chir. de Duplay et Reclus,* 1891.

WEIL (E.). — Paralysies radiculaires du plexus brachial (Torticolis dans les). *Revue des maladies de l'enfance*, t. XIV, oct. 1896.

WEINLECHNER. — Ueber subcutane Muskel-Sehnen und Knochenrisse. *Wiener med. Blätter*, 1881, n° 51, 1882, n° 1.

WEIR MITCHELL. — Torticolis spasmodique. *American Journal of med. sc.,* 1876.

WEISS (H.). — Traitement de quelques spasmes (Injection d'acide phénique, à 2 p. 100, dans le torticolis spasmodique). *Société imp. méd. de Vienne*, 1895, et *Analyse in Bull. méd.*, n° 101, 18 déc. 1895.

WEISS (Th.). — Article « Torticolis ». *Dict. de Méd. et de Chir. prat.*

WHITMAN (R.).— Observations on torticollis, with particular reference to the signifiance of the so called hæmatoma of the sterno-mastoïd muscle. *Trans. of the American Orthopedic Association*, vol. IV, p. 293.

WINSLOW. — Sur une contorsion involontaire du cou. Hist. de l'Acad. royale des sc., 1735, p. 299.

WITZEL. — Beiträge zur Kenntniss der secundären Veränderungen beim musc. Schiefhals. *Deutsche Zeits. f. Chir.*, Bd. XVIII, S. 534, 1883.

YOUNG (I.-K.). — Article « Torticolis » in *A practical Treatise on orthopedic surgery*. Philadelphia, 1894.

ZEHNDER (K.). — Ueber den muscul. Schiefhals. Inaug. Diss. Berlin, 1886.

TABLE DES MATIÈRES

ÉVREUX, IMPRIMERIE DE CHARLES HÉRISSEY

ÉVREUX, IMPRIMERIE DE CH. HÉRISSEY